KB269612

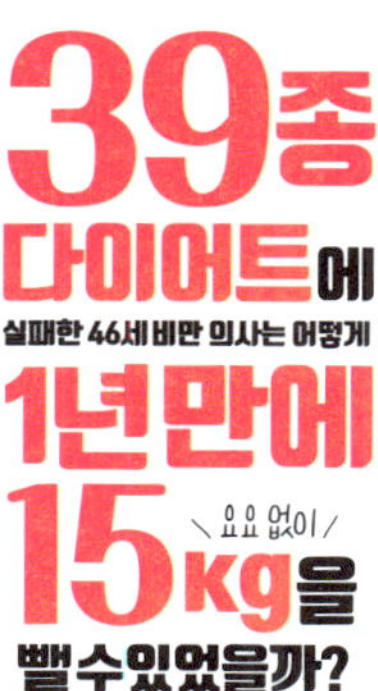
39종
다이어트에
실패한 46세 비만 의사는 어떻게
1년만에
요요 없이
15kg을
뺄 수 있었을까?

39종 다이어트에

실패한 46세 비만 의사는 어떻게

1년 만에

15kg을

요요 없이

뺄 수 있었을까?

히비노 사와코 지음 | 이경민 옮김

당질 제한 · 디톡스 · 식단 조절부터 홈트 · 스트레칭 · 건강 습관까지

동양북스

일러두기

1. 본문의 각주는 지은이의 주입니다.
2. 본문에 [ ]로 표기된 주는 원서에 없는 내용으로 독자의 이해를 돕기 위한
   한국어판 옮긴이와 편집자의 주입니다.
3. '나만의 일주일 식단표 만들기'는 원서에 없는 내용입니다.

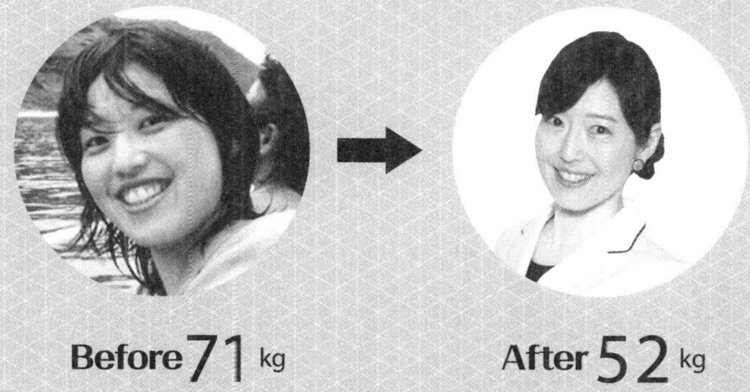

Before 71 kg
After 52 kg

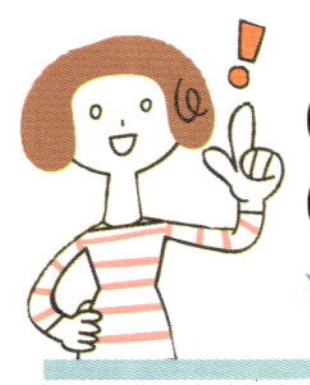

- ☐ 단식 다이어트
- ☐ 그래놀라 다이어트
- ☐ 셀러리 다이어트
- ☐ 연애 다이어트
- ☐ 사과 다이어트
- ☐ 양배추 다이어트
- ☐ 설사약 다이어트
- ☐ 고춧가루 다이어트
- ☐ 삶은 달걀 다이어트
- ☐ 미역 다이어트

- ☐ 녹즙 다이어트
- ☐ 웨딩 다이어트
- ☐ 제로 칼로리 다이어트
- ☐ 랩 다이어트
- ☐ 당질 제한 다이어트
- ☐ 보정 속옷 다이어트
- ☐ 우무 다이어트
- ☐ NO 오일 다이어트
- ☐ 수박 다이어트
- ☐ 검은콩 다이어트

- ☐ 콩비지 쿠키 다이어트
- ☐ 구토 다이어트
- ☐ 한 끼 대용 다이어트
- ☐ 다이어트 커피
- ☐ 포키 과자 다이어트
- ☐ 한천 국수 다이어트
- ☐ 헤어드라이어 다이어트
- ☐ 다이어트 음료
- ☐ 슈퍼 푸드
- ☐ 살 빠지는 에스테틱 다이어트
- ☐ 엔더몰로지 다이어트
- ☐ 채소 쿠키 다이어트
- ☐ 페이스 롤러
- ☐ 냉동 택배 도시락
- ☐ 다이어트 보충제
- ☐ 슬리밍 화장품
- ☐ EMS 머신
- ☐ 돔 사우나
- ☐ 골반 교정 의자

Prologue

지금 이 책을 펼쳐 읽고 계신 분은 대부분 살을 빼고 싶거나, 날씬한 몸매를 유지하고 싶어서겠지요? 저는 40년 가까이 다이어트를 해 온 사람이고 좋은 결과를 냈기에 이 책을 출간한 거니까요. 사실 저는 통통한 수준이 아닌 비만이였습니다. 그래서 새로운 다이어트 방법이 화제가 될 때마다 모조리 시험해 보곤 했지요. 정말이지 셀 수 없을 만큼 다양한 다이어트를 해 보았어요. 하지만 결과는 언제나 같았습니다. 실패했죠.

실패의 원인은 간단합니다. '날씬해지고 싶다 → 다이어트를 한다 → 참을성이 한계에 이른다 → 폭음과 폭식을 일삼는다 → 살이 찐다'. 즉, '일시적으로 살을 뺀 후 오히려 더 살이 찌는' 패턴을 반복했던 겁니다.

이처럼 긴 세월 다이어트를 해 왔고 매번 실패했던 제가 다이어트에 성공한 건 42세가 되던 해였습니다. 현재 46세인 저는 42세 때보다 15kg이 빠졌고요, 옷 사이즈는 XL에서 S가 되었습니다. 게다가 4년의 세월이 흘러 46세가 된 지금까지도 전혀 요요가 없습니다. 제 다이어트 역사에서 첫 성공을 기록한 셈이지요.

저는 안티에이징 닥터입니다. 각종 매체에서 '40대에 15kg이 빠진 피부 나이 22세의 회춘한 여의사'로 소개되고 있지요. 그런데 언론에 자주 노출되다 보니 이런 말을 종종 듣게 되더라고요. "안티에이징 닥터라니 살도 쉽게 뺄 수 있겠지, 뭐!", "어차피 최신 시술로 예뻐졌을 거야" 등등. 사실 제가 시청자의 입장이었다 해도 그렇게 여겼으리라 생각합니다. 그리고 그런 오해를 풀고 싶은 마음에서 이 책을 출간했습니다.

이 책을 읽다 보면 아마 틀림없이 이런 말씀을 하게 되실 거여요. "이 사람은 의사라면서 뭐 이렇게 실패만 했대?"라고요. 하지만 아무리 의사라도 일단 그게 자기 일이 되면 직접 경험해 보는 수밖에 달리 방법이 없답니다. 그리고 그런 무수한 실패들이 있었기에 요요가 오지 않는 다이어트 방법을 찾아낼 수 있었고요.

그럼 지금부터 제 성공적 다이어트 여정과 반드시 살이 빠지는 다이어트 방법을 전수해 드리겠습니다. 이 방법은 제가 지금까지 실천한 어떤 다이어트보다 간단하며 무리가 가지 않으니 여러분도 힘을 내서 저를 따라오세요!

내 체중의 변천사

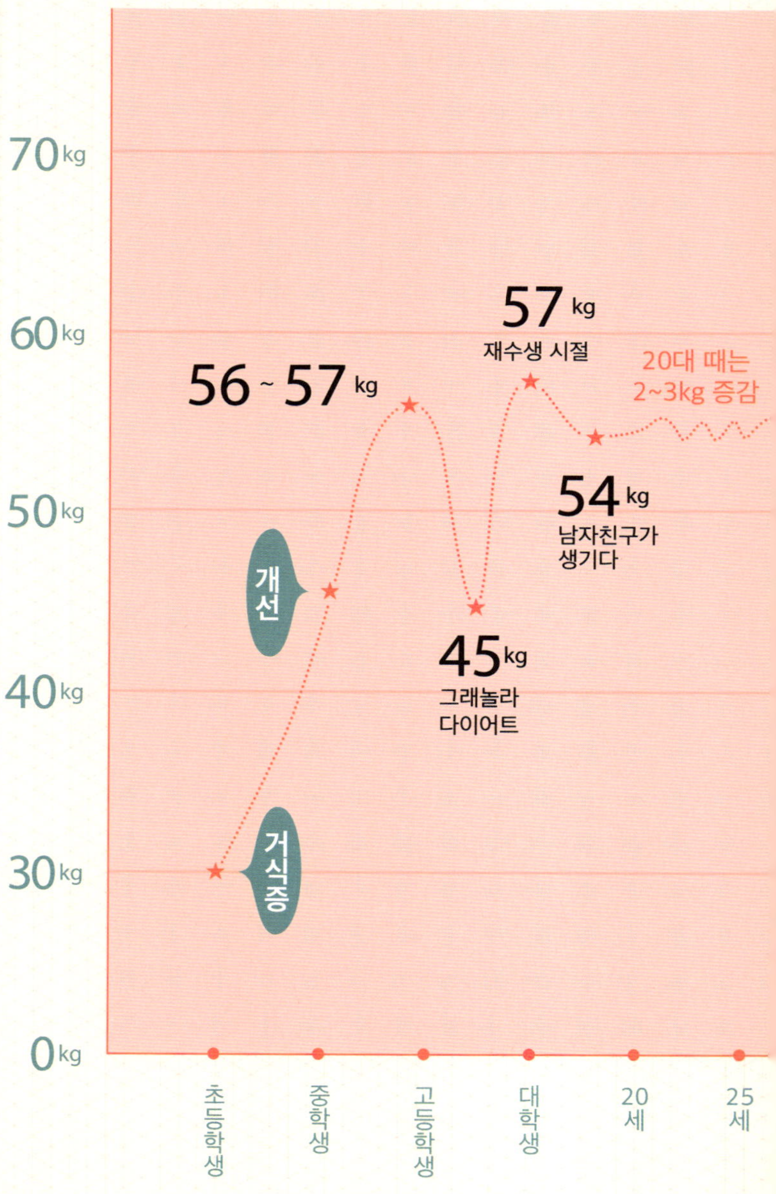

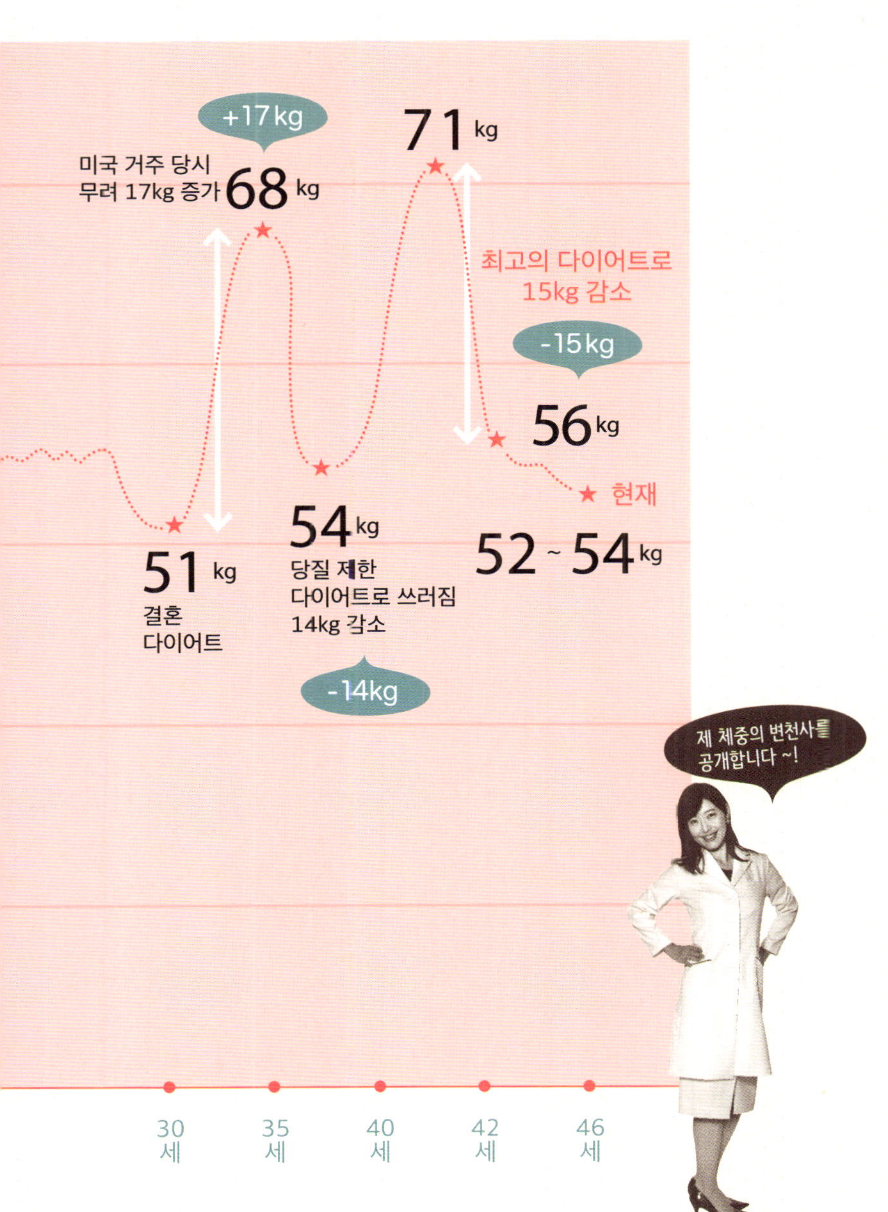
+17 kg
미국 거주 당시
무려 17kg 증가 68 kg
71 kg
최고의 다이어트로
15kg 감소
-15 kg
56 kg
★ 현재
51 kg
결혼
다이어트
54 kg
당질 제한
다이어트로 쓰러짐
14kg 감소
52 ~ 54 kg
-14kg
제 체중의 변천사를
공개합니다 ~!
30
세
35
세
40
세
42
세
46
세

Contents

Chapter 3
나의 다이어트의 암흑기

극한 다이어트의 폐해

Chapter 5
살 빠지는 습관을 기르자

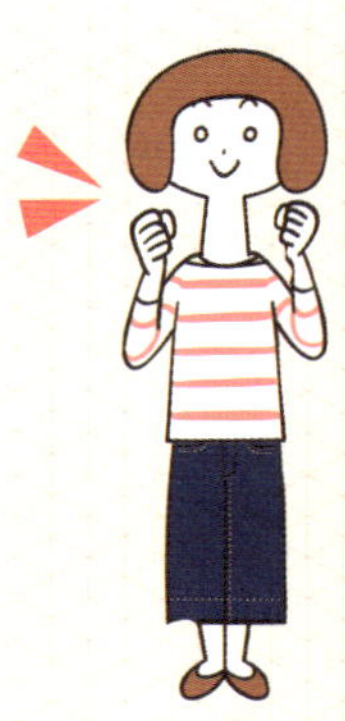

Chapter 1

나는 안티에이징 닥터

40대의 나이임에도
완벽한 몸매를
손에 넣다

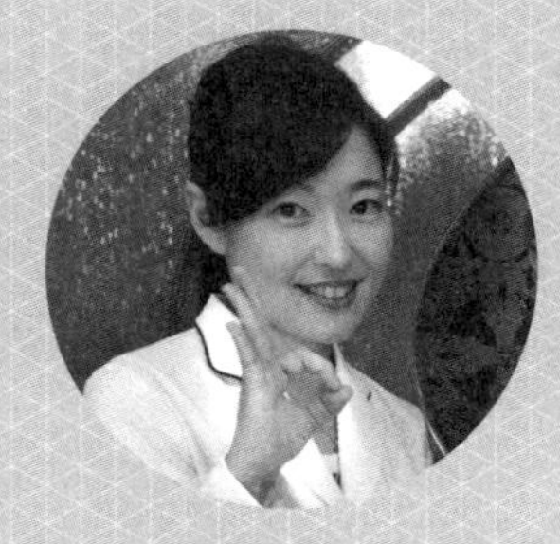

나잇살이라는 소리를 믿지 마라!
42세 때 15kg을 뺀 이후
지금의 내가 베스트!

내 치열했던
46년 다이어트 인생

42세 때 인생 최대 몸무게인 71kg을 기록하다

저는 현재 46세이며 신장 162cm에 몸무게 52kg입니다. 지금까지의 제 인생을 통틀어 가장 이상적인 체형을 유지하고 있지요. 하지만 고작 4년 전만 해도 저는 무려 71kg의 비만 체형이었습니다. 일반적으로 살을 빼기 불가능하다고 여겨지는 '마의 30대 후반에서 40대' 시기에 멋지게 다이어트에 성공한 셈입니다. 게다가 건강하게 살을 빼다 보니 피부의 칙칙함과 기미가 사라져 피부 나이는 22세 판정을 받았고, 저를 아는 모든 사람은 30대 시절의 저보다 현재의 제가 더 예쁘다고 입을 모아 말합니다.

제 직업은 의사입니다. 안티에이징 닥터이자, 피부과 의사이고, 안과 의사로도 활동하고 있지요. 그래서 20대 때부터 진료와 연구로 항상 바쁜 나날을 보냈습니다. 그리고 제 몸은 쪘다가 빠지기를 늘 반복했지요. 바쁘다고 해서 사람이 꼭 마르는 건 아니더군요. 비록 의사라는 직업을 가지고 있지만, 중이 제 머리 못 깎는다는 말처럼 저는 의사이면서도 제 몸을 제대로 돌보지 못했습니다. 원래 제가 귀찮은 것을 딱 질색하는 성격을 지녔고, 살을 편하게 빼고 싶어하는 성향이 강하거든요. 솔직히 제가 정말 의사답게 제 몸을 돌보았다면 애초에 비만 체형이 되지도 않았겠지요.

잡지에 실린 내 사진이 다이어트 자극제가 되다

사람마다 다이어트를 시작하게 되는 계기가 있겠지만, 제 경우에는 제 사진이었습니다. 그리고 그걸 설명하자면 2013년으로 거슬러 올라가야겠네요. 제가 안티에이징 전문 클리닉을 개업한 건 2013년도였습니다. 재생 의료 분야인 피부 세포 주입 요법이나 면역 요법과 같은 최첨단 종합 의료 치료법들을 조합해 안티에이징 케어를 제공하는 병원이었지요. 당시 안티에이징 전문 클리닉은 무척 드물었습니다. 때문에 잡지나 방송에서 우리 병원이 거론되는 일이나 취재 요청이 많았습니다. 자연히 원장인 제가 인터뷰와 촬영에 응해야 하는 경우가 종종 생겼지요.

그러던 어느 날, 저는 병원에 배송되어 온 제 인터뷰가 실린 잡지를 펼쳐 들었고 순간 간담이 서늘해졌습니다. 지나치게 푸근한 체형에 소년처럼 짧은 머리, 다크서클과 기미가 도드라진 '남자처럼 생긴 뚱뚱한 아줌마' 한 명을 보게 된 탓이었습니다. 예상하시겠지만 그건 바로 저였습니다. 그때까지만 해도 미디어에 노출될 일이 거의 없었던지라, 저는 인쇄물로 접한 뒤에야 비로소 제 모습을 객관적으로 바라볼 수 있게 되었습니다. 그리고 "지금…… 이 모습이 나라고……?"라고 중얼거리며 충격을 가누지 못했습니다. 동시에 이런 몰골로 계속 취재에 응해야 하나 싶어 침울해졌습니다.

당시 제 몸무게는 71kg으로 역대 최고였습니다. 사진 속 저는 빵빵한 얼굴에 이중 턱이었고, L 사이즈의 의사 가운은 몸에 꽉 끼어 있었습니다. 안티에이징 치료를 하는 의사라기에는 정말 설득력 없는 모습었지요. 하지만 저희 클리닉의 치료법이 호평을 같은 덕분에 환자들은 꾸준히 늘어났고, 그 결과 저는 매일매일 바빴습니다. 다시 말해 자신을 돌볼 여유가 전혀 없었던 겁니다.

물론 제가 그때만 뚱뚱했던 것은 아닙니다. 30대 후반에서 40대로 가는 동안 저는 바쁜 일터에서 오는 스트레스로 점점 더 살이 쪄 갔습니다. 그리고 40대 초에 제 클리닉을 개업하게 된 뒤부터는 더욱 바빠져, 일이 끝난 한밤중에 달콤한 음식을 먹는 것만이 제 유일한 스트레스 해소법이었습니다.

나의 비관적인 성격에 제동을 걸었던 계기

성격 문제도 제 몸무게에 큰 영향을 미쳤습니다. 간사이 지방 출신인 제가 도쿄라는 낯선 곳에서 클리닉을 열어 심신에 무척 부담이 되었고, 저는 점점 더 비관적인 사람으로 변해 갔습니다. 사실 저는 꽤 비관적인 성격을 지닌 사람입니다. 남의 눈에는 순조롭게 성공한 의사로 보일지 몰라도 늘 실패에 대한 두려움과 압박감을 느끼며 살아왔지요. 게다가 도쿄에 와서 보니 늘씬한 멋쟁이들은 왜 그리도 많은지요! 마치 모델 같은 사람들이 거리에 널렸는데, 그들 사이에 낀 제 손에는 편의점 도시락, 설탕과 우유가 잔뜩 든 캔 커피, 과자들이 들려 있었지요. 돌이켜 생각해 보면 살을 빼고 싶은데 좀처럼 빠지지 않아 생긴 비관적인 감정들이 더욱 제 몸의 대사 기능을 떨어뜨린 게 아닐까 싶습니다.

환자에게 적절한 치료와 조언을 하는 안티에이징 닥터가 정작 자신에게는 소홀하다니, 인간이란 참 묘하지요? 그런 제 비관적 마인드에 제동을 걸어 준 건 바로 새로운 만남이었습니다. 클리닉을 막 개업한 시점이라 의료 관계자를 비롯해 미디어나 기업 조직의

윗선에 해당하는 분들과 이야기할 기회가 많아졌는데, 저는 그분들에게서 두 가지 공통점을 발견했습니다. 하나는 그분들 모두 긍정적 마인드의 소유자라는 점이었습니다. 그분들과 이야기를 나누다 보면 저마저 긍정적인 사람으로 변하는 듯한 기분이 들었습니다. 그리고 또 하나는 다들 스타일이 좋았습니다. 저처럼 살이 찐 사람은 아무도 없었습니다. 이 또한 제가 진심으로 살을 빼야겠다고 생각하게 된 계기였습니다.

‘먹지 않는’ 다이어트 NO!
‘먹는 방식을 바꾸는’ 다이어트 YES!

책의 프롤로그에서 말씀드렸다시피 제 인생은 다이어트와 함께 걸어왔다고 해도 과언이 아닙니다. 저는 42세가 될 때까지 제 몸에 불만을 품고 셀 수 없이 많은 다이어트를 해 왔지만, 그때는 정말 단단히 결심할 수밖에 없었습니다. 미디어를 통해 지금 제 모습이 여과 없이 노출된다는 부끄러움은 정말로 견디기 어려웠습니다. 그리하여 저는 42세 때 인생 최후의 다이어트를 결심하게 되었습니다.

당시 저는 가장 먼저 제 식생활부터 점검했습니다. 참고로 기전까지의 제 식사 메뉴를 간단히 적어 보겠습니다.

이건 운동부에 소속된 남학생의 식생활이 아닙니다. 마흔을 넘긴 한 여성의 식생활이지요. 게다가 식사 때 곁들이는 음료는 설탕이 가득 들어간 캔 커피. 좋아하는 음식은 육류와 탄수화물, 단것. 싫어하는 음식은 채소.

저는 이런 말도 안 되는 식생활부터 바꾸기로 했습니다. 그래서 우선 자취를 시작했습니다. 음식은 편의점이 아니라 슈퍼에서 재료 상태로 구매하고, 구매한 식재료는 최대한 식품첨가물을 사용하지 않고 조리했지요. 제 다이어트는 그런 기본적인 데에서부터 출발했습니다. 현재 제 하루 식사 메뉴는 아래와 같습니다.

아침… 통밀빵, 샐러드, 달걀 2~3개
점심… 건더기를 잔뜩 넣은 카레
저녁… 연어나 닭 가슴살을 넣은 샐러드
간식… 견과류, 현미 그래놀라, 요거트

식사할 때 마시는 음료는 예전과 달리 반드시 물이나 루이보스 차입니다. 이렇게 비교해 보면 극적인 변화이지만, 저는 그저 현재 섭취하고 있는 식사의 내용을 파악할 수 있도록 메뉴를 변경했을 뿐입니다. 그때까지 애용했던 편의점 도시락이나 외식에서는 그 음식의 원재료가 무엇인지 어떤 조미료를 사용하는지 알 수 없었지만, 자취를 하게 되어 제가 음식을 만들 수밖에 없으니 그걸 전부 파악할 수 있게 된 거지요.

'그리 흐트러진 식생활을 하던 사람이 어떻게 이렇게 변할 수 있지?' 하는 의문을 품을 분이 계실지도 모르겠네요. 하지만 이런 식생활로 바꾼 지 벌써 4년이 지났지만, 저는 한 번도 이 식생활을 괴롭다고 느낀 적이 없습니다. 이제는 '먹지 않는' 다이어트를 하지 않기 때문입니다. 사실 저는 먹는 양이 이전보다 늘었으며, 제가 사랑하는 단것도 종종 먹고 있습니다.

'먹으면 안 된다'는 금지 조항을 세워 버리면 그게 스트레스가 되어 더욱 먹고 싶어지거나 늘 짜증이 나는 등의 부작용이 오기 쉽습니다. 특히 저는 참으면 그 반동으로 폭식을 하는 성격입니다. '요요'라고 하는 현상이지요.

저도 42세가 될 때까지 이 요요 현상을 반복했기에 성공하지 못하는 다이어트의 흐름이 어떤 것인지 잘 알고 있습니다. 깨닫기까지 시간이 좀 걸린 편인지도 모르겠지만요. 어쨌든 '참지 않고 먹는 방식을 바꾸는' 식생활이 저와 잘 맞았던 모양입니다. 지금의 저는 그렇게나 좋아하던 튀김이나 정크 푸드를 먹고 싶다는 생각이 사라진 상태입니다. '참지 않는 변화'가 어느새 '습관'이 된 것이지요.

다이어트는 살을 빼는 게 아니라 '예뻐지는 것'이다

운동을 싫어하는 사람도 꾸준히 할 수 있는 운동들

예쁘게 살을 빼려면 우선 식생활부터 개선해야 합니다. 그리고 먹은 만큼 움직여 줘야 소화가 되고요. 그래서 저는 운동도 병행하기로 마음먹었습니다. 하지만 문제는 제가 운동이라면 질색을 한다는 점이었습니다. 물론 뚱뚱했던 과거에 나름 다양한 운동들을 시도해 보기는 했습니다. 피트니스 클럽, 요가, 필라테스, 힙합 댄스……. 꾸준히 한 운동은 하나도 없었습니다. 몇 달, 여차하면 몇 번 만에 가지 않게 되었지요.

유일하게 계속한 운동은 모 클리닉의 맨 투 맨 스트레칭이었습니다. 저는 일주일에 한 번꼴로 그곳에 다니며 효과적으로 근육을 늘려 주는 방법을 배웠습니다. 하지만 그 시간이 제게는 마치 고문 같았습니다. 좋아하지 않는 일은 오래 하지 못하는 법이지요. 그러다 저는 어떤 아이돌 그룹의 댄스를 접하게 되었습니다. 그리고 그 댄스와 만남이 제 마인드에 큰 영향을 미쳤습니다.

케이팝 댄스로 저주받은 하체가 순식간에 날씬해지다

저는 환자를 치료할 때 예뻐지고 싶거나 몸매를 가꾸고 싶다면 자신이 이상적이라고 여기는 모델이나 배우의 사진을 보거나 연상하는 게 중요하다고 종종 말합니다. 그러면 자연히 긍정적 마인드로 변하고 다이어트에 적극적으로 임하게 된다고요. 그런데 막상 저 자신은 딱히 누군가의 팬이 아닌지라 롤 모델로 삼을 대상이 없었습니다.

그래서 저는 롤 모델로 삼을 이상적인 사람을 찾아보려고 미국의 영화 사이트에서 발표한 '세계에서 가장 아름다운 얼굴 TOP 100'이라는 순위를 살펴보았습니다. 그리고 거기에서 당시 매우 인기가 높았던 케이팝 걸 그룹의 멤버를 발견했습니다. 그룹에서 세 명이나 순위에 들었다는 사실이 참으로 대단하다 싶어 자연히 그녀들에게 관심이 생겼지요. 그래서 그녀들의 프로필과 뮤직비디오를 체크했고, 그녀들의 댄스가 무척 여성스러운데다 섹시하다는 사실을 알게 되었습니다. 그 일을 계기로 저는 그녀들의 댄스를 하루 15분, DVD를 보면서 흉내 내며 추었습니다. 그러자 몸의 곡선이 몰라보게 생겨났고 줄곧 콤플렉스였던 하체도 날씬해졌습니다. 그저 집에서 하는 간단한 스트레칭과 춤만으로 살이 빠진 것입니다.

마흔 언저리의 다이어트 성공 여부는 호르몬 분비가 관건

마흔 살이 넘어 '진지한 다이어트'를 실천하기로 하면서 저는 '예쁘게' 살을 빼는 것에 중점을 두었습니다. 살을 빼기 어렵다고들 하는 30대 후반에서 40대에 다이어트를 할 때는 항간에 화제가 되는 다이어트 방법을 선택하는 경우가 많습니다. 하지만 당질, 지질, 탄수화물 같은 어떤 한 요소를 지나치게 '제한'하는 다이어트는 몸무게는 줄지언정 살을 뺀 뒤의 모습이 예쁘지 않을 가능성이 큽니다.

사람은 나이가 들수록 대사가 떨어집니다. 그러니 몸에 필요한 영양소를 갑자기 줄여 버리면 영양이 공급되지 않아 피부가 쭈글쭈글해지고 머리카락이 퍼석퍼석해질 수밖에 없습니다. 때문에 힘들게 살을 뺐는데 오히려 나이가 더 들어 보이는 경우가 많아지지요. 살과 함께 세월도 잃었다는 농담처럼 말입니다. 특히 40대 이후부터는 여성호르몬이 자연히 감소하므로 잘못된 다이어트를 하면 감소 시기가 더 앞당겨지기도 합니다. 그래서 저는 당질이나 탄수화물을 제대로 섭취합니다.

제 경우, 여성호르몬을 분비시키는 데 효과적이었던 것이 케이팝 댄스였습니다.

예를 들어 좋아하는 아티스트의 공연에 갔을 때 아티스트가 눈앞에 등장하면 기분이 고양됩니다. 동경하는 배우나 아이돌을 보면 마음이 충만해지는 기분이 들고요. 바로 그때 여성호르몬이 분비됩니다. 그래서 제가 환자에게 '자신이 되고 싶은 사람이나 이상적이라고 여기는 사람의 사진을 보거나 연상해 보세요'라고 권하는 겁니다.

제 조언을 충실히 이행해 안티에이징에 성공한 환자들이 여럿 있습니다. 그중에는 배우나 모델도 많지요. 저 역시 이 방법으로 성공을 거둔 사람이니 자신 있게 이 방법을 추천해 드립니다.

46세인 현재, 가장 예쁘다는 말을 듣게 되다

앞서 말씀드린 인터뷰 사진을 계기로 저는 42세 때 다이어트를 하기로 굳게 결심한 뒤 약 반년 만에 15kg을 감량했습니다. 그러자 중성지방과 나쁜 콜레스테롤 LDL cholesterol의 수치 또한 정상이 되었습니다. 그때부터 저는 정말 예뻐졌다는 말을 자주 듣게 되었지요. 몸무게가 빠진 덕분도 있겠지만, 저는 제가 예뻐진 데는 제가 건강해졌다는 점이 무척 크게 영향을 미쳤다고 생각합니다. 다이어트 성공 후 벌써 4년이 지났지만, 저에게는 요요 현상이 전혀 오지 않았습니다. 그리고 그동안 바꾼 식생활과 댄스는 습관이 되었습니다.

제 스타일도 바뀌었습니다. 살이 쪄 있던 시절에는 캐주얼 티지만 입고 짧은 머리를 하고 다녔지만, 이제는 근무하는 날 외에는 원피스나 치마를 자주 입곤 합니다. 머리도 길게 기르고 화장도 하게 되었습니다. '남자처럼 생긴 뚱뚱한 아줌마'에서 결국 탈출한 셈이지요.

제가 다이어트에 성공한 데는 물론 여러 가지 이유가 있을 겁니다. 하지만 저는 제가 인생 최후의 다이어트에 성공할 수 있었던 가장 큰 이유를 제가 다이어트에 관해 무수히 많은 시도와 실패를 거듭했기 때문으로 여깁니다. 그러니 다음 장부터는 제가 그동안 해온 수많은 다이어트 시도와 실패의 경험을 거짓 없이 소개하고자 합니다.

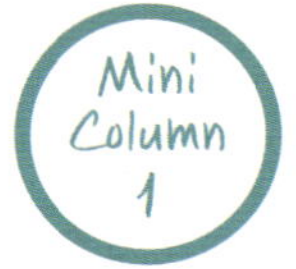

열량과 GI 지수 이야기

열량보다 GI 지수를 신경 써야 날씬해진다!

대부분의 다이어터는 열량을 기준으로 살이 찌지 않는 음식을 고릅니다. 하지만 여기에는 함정이 있습니다. 수치에 사로잡혀 영양가 없는 음식을 고르다 보니 불균형한 식생활이 이어지고, 그로 인해 기초대사량이 낮아져 되레 비만 체질이 되는 것이지요.

다이어트를 할 때는 열량보다 GI Glycemic Index 지수를 신경 써 주시기 바랍니다. GI 지수란 식품의 혈당치가 상승하는 속도를 수치로 나타낸 것입니다. 음식을 섭취하면 혈당치가 상승하는데, 이때 췌장에서 인슐린 Insulin이 분비돼 혈당치를 내려 줍니다. 하지만 인슐린은 당을 에너지로 삼아 지방을 체내에 축적하기도 하므로 필요 이상의 인슐린이 분비되면 살이 찌기 쉬운 체질이 되고 맙니다. 따라서 GI 지수가 낮은 식품부터 섭취하면 혈당치의 상승이 완만해져 지방을 체내에 쌓아 두지 않는 몸이 됩니다.

GI 지수가 낮은 대표적 식품에는 현미와 메밀, 양배추와 배추, 배 p138 참고 등이 있습니다. 내 몸을 날씬한 체질로 바꾸려면 열량보다 GI 지수를 고려한 식생활을 해야 한다는 걸 명심하세요.

Chapter 2

나의 기나긴 다이어트 역사

사실 난
태어났을 때부터
뚱보였다

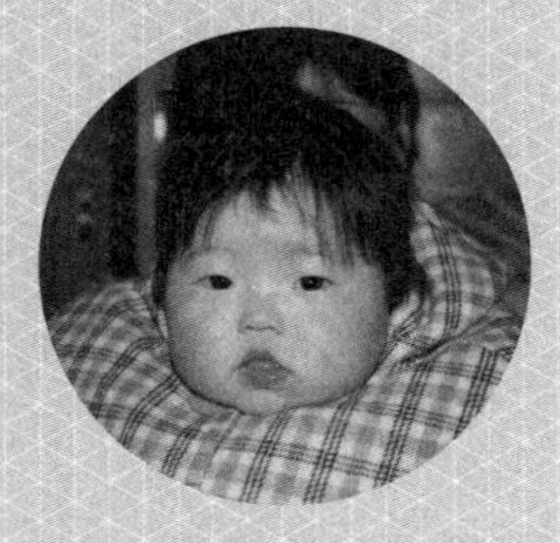

초등학교 4학년 때 거식증을 앓고
중학교 때부터 다이어트 시작!
공붓벌레였던 고등학교 때는 내키는 대로 폭식!

다이어트는 어쩌면
내 운명이었을까?

나는 태어났을 때부터 뚱뚱했다

태어났을 때부터 마지막 다이어트가 성공하기까지의 제 여정을 이야기하려 합니다.

사실 저는 태어났을 때부터 뚱보였습니다. 출생 당시 제 몸무게는 약 4kg의 중량급이었지요. 신생아실을 들여다보면 거기에 제가 누워 있는지 아닌지 한눈에 알 수 있을 정도로 존재감을 뽐냈다고 합니다. 어머니가 저를 안고 사진이라도 찍을라치면 터질 듯한 둥글고 큰 얼굴로 어머니의 얼굴을 가렸다고 하네요. 어쨌든 저는 눈에 띄게 덩치가 큰 아이였습니다.

먼저 제 다이어트 인생에 크게 관여한 제 가족 구성원을 소개하겠습니다. 우리 집은 아버지, 어머니, 한 살 위의 오빠, 저, 두 살 아래의 남동생으로 이루어진 5인 가족입니다. 아버지께서는 산부인과 의사셨는데 현재는 간사이 지방에서 내과 의사로 일하고 계시며, 어머니께서는 아버지 병원의 사무장 겸 화장품 회사 사장이십니다.

모계 쪽으로 의사가 많았던 어머니께서는 의사를 목표로 공부하셨지만, 병을 앓는 바람에 의대 진학을 포기하셨습니다. 그리고 턱걸이로 입학한 대학에서 영양학을 전공하시다 영양사 자격증을 취득한 다음, 졸업 후 나가사키대학 산부인과 의국에 비서로 취직하셨습니다. 그곳에서 당시 의사로 근무하시던 아버지를 만나셨지요.

반대로 아버지께서는 상인 집안에서 태어나 느닷없이 의사가 되신 분입니다. 장학금을 받으면서 열심히 공부한, 그야말로 노력가였지요. 이런 정반대의 처지인 두 사람이 만나 결혼하게 된 것입니다. 그 후 우리 남매들이 태어났고, 아버지께서는 오사카의 한 대학병원 산부인과로 근무처를 옮기셨습니다. 그 후 오사카에서 성형외과 병원을 개업하셨습니다.

사춘기 시절, 나는 뚱뚱해질까 봐 늘 두려움에 떨었다

오빠와 남동생 사이에 끼어 자란 탓인지 제 옷은 죄다 바지였습니다. 치마는 입어 본 적이 없었고 인형보다 가면 라이더를 좋아했습니다. 지는 걸 싫어하고 운동이든 공부든 두 형제보다 잘하고 싶다는 경쟁심을 숨기지 않는 아이였지요.

그러다 초등학교 4학년이 되자 키가 쑥쑥 자라고 가슴이 커지는 2차 성징이 시작되었습니다. 날 때부터 통통한 체형이기는 했으나 2차 성징의 영향으로 초등학교 4학년이 되자 제 몸무게는 50kg에 이르고 키는 155cm에 육박했습니다. 초등학교 씨름 대회에서 남자 아이를 꺾고 학년 1위를 차지할 정도였지요. 때문에 학교에서는 동급생 남자애들에게 '덩치녀'로 불렸고, 집 안에서는 '사와코의 듬이 변했다'라고 말하는 듯한 오빠와 남동생의 시선을 늘 느꼈습니다. 지는 걸 싫어하는 저에게는 그게 큰 고통이었습니다.

하지만 오빠의 중학교 입시 준비와 막내인 남동생을 돌보느라 정신이 없으셨던 어머니께서는 사춘기를 맞이한 딸의 섬세한 기분까지 신경 써 줄 여유가 없으셨습니다. 아버지 또한 일로 바빠 통 집에 오시지 않았고, 가끔 집에 들르더라도 아이들과 대화하거나 놀아 줄 짬을 내지 못하셨지요. 아버지께서 출근하실 때 제가 "아저씨, 또 와"라고 말했던 기억까지 있으니 어떤 상황이었는지 대강 짐작이 가실 겁니다.

아이가 3명 있는 가정에서는 둘째가 방치되는 경우가 많습니다.

게다가 둘째는 알아서 자라는 편이라 "둘째 애는 야무지네"라는 주변의 평이 이어지고 그럴수록 방치는 더욱 심해집니다. 하지만 당사자는 서운하기 마련입니다.

저는 오빠나 남동생과 어울리고 싶다는 바람 때문에 2차 성징을 멈추려고 필사적으로 노력했습니다. 키가 커 보이지 않게 일부러 등을 구부린 채 걸었고, 잘 때는 키가 더는 자라지 않도록 침대 끝에 다리를 대고 구부려 꾹꾹 눌렀고, 부푼 가슴이 티 나지 않도록 가슴에 압박붕대나 벨트를 감았습니다. 제 딴에는 여러 궁리를 하며 실천한 것이지요. 그리고 단것을 잘 먹던 제게 친척들이 종종 던지던 "사와코, 살쪘구나……", "또 그렇게 먹는다"라는 말도 상처가 되었습니다. 지기 싫어하는 기질임에도 말수가 적고 내성적이었던 저는 제 몸을 비하하는 지적들을 들으면서도 감히 반박하지 못했습니다. 그러다 보니 '먹지 않으면 키가 더 안 클 테고 몸의 변화도 멎지 않을까?' 하는 말도 안 되는 생각까지 하게 되었습니다.

한 번 결정하면 철저하게 실천해야 직성이 풀리는 성격이라 저는 그 후 음식을 거의 입에 대지 않게 되었습니다.

초등학생 때 거식증에 걸려 입원하다

먹지 않는 것이 습관이 되자, 이번에는 조금이라도 먹으면 몸 안에서 무슨 문제가 일어나는 게 아닐까 하는 불안감이 커졌습니다. 그러다 보니 '먹는다'라는 행위 자체가 불가능해졌습니다. 결국 저는 초등학교 4학년 때 그만 거식증에 걸리고 말았습니다.

사춘기에 섭식 장애를 일으키는 아이는 의외로 많습니다. 흔히 말해 거식증이라 불리는 이 병은 먹는 행위를 거부하다 최악의 경우에는 사망에 이르기도 하는 예후 불량의 심신증 [심리적인 스트레스에서 기인한 신체 질환-옮긴이]입니다. 일본 통계를 보면 발병 연령은 주로 10세 이후이며 10대 후반에서 20대 초반이 가장 많습니다. 비율은 10~20대 여성 500~1000명 중 약 1명, 남녀 비는 1:10~20으로 여성이 대부분입니다. 최근 꾸준히 증가해 발병 연령대가 낮아지는 추세입니다. 스트레스나 좌절감 때문에 먹지 못하게 되거나, 체중계의 수치가 줄어드는 데에서 성취감을 얻으면 스트레스가 줄어드는 특징을 가집니다.

당시의 저는 이 설명에 완전히 들어맞는 상태였습니다. 형제들은 저와 놀아 주지 않고, 부모님의 관심도 받지 못하는 환경이 서서히 제게 스트레스를 준 것입니다. 먹지 않는 저에게 부모님이 주목해 주고 신경 써 줬으면 하는 마음이 식사를 거부하게 했지요. 하지만 당시는 섭식 장애가 지금만큼 널리 알려지지 않았습니다. 그래서 부모님께서는 먹는 걸 거부하는 저를 그저 꾸중하실 뿐이었지요. 특히 아버지께서는 음식을 입에 대려 하지 않는 제게 무척 화를 내셨고, "왜 안 먹어!" 하고 나무라시며 음식을 제 입가에 강제로 밀어붙이시곤 했습니다. 그럴수록 제 식욕은 줄어들기만 했고 더욱 음식을 보는 게 싫어지는 악순환이 반복되었습니다. 결국 저는 155cm의 몸이 30kg 초반까지 내려갈 만큼 살이 빠지고 말았습니다. 상황이 이렇게 되자 부모님께서는 그제야 제가 위험하다는 인식을 하시고는 저를 오사카대학 부속 병원 소아청소년과에 입원시키셨지요.

저는 거기서 제 운명을 바꾸어 준 분과 만나게 됩니다. 바로 제 담당의였던 코다마 선생님이지요. 당시 육아를 하시면서 조교수로 근무하시던 코다마 선생님은 무척 뛰어난 의사였습니다. 틈이 날 때마다 제게 찾아와 말을 걸어 주시거나 제 얘기를 들어 주셨습니다. 저는 그게 어찌나 기쁘던지요! 저를 똑바로 쳐다보며 칭찬해 주시는 코다마 선생님을 정말 좋아하게 되었습니다.

그때의 저는 뭐든 1등이 아니면 성이 풀리지 않는 아이였습니다. 반에서는 학급 위원이었으며 운동도 가장 잘했지요. 하지만 초등학교 4학년 때 찾아온 2차 성징의 영향으로 몸이 여성스럽게 변화해 가자 남자아이와 체력 차가 생겼고, 운동을 비롯한 여러 방면에서 점점 1등과 멀어지게 되었습니다. 그 결과 저는 자신을 한심하게 여기게 되었지요. 그런 제게 코다마 선생님은 "애쓰지 않아도 된단다"라고 말씀해 주셨습니다. 1등을 하는 것만이 최고의 가치가 아님도 가르쳐 주셨습니다. 선생님과 만남을 계기로 저는 소아청소년과 의사가 되고 싶다는 소망을 품게 되었습니다.

게다가 입원 중에는 어머니께서도 저에게 많은 관심을 기울여 주셨습니다. 남동생을 데리고 매일 병문안을 오셨고, 제가 좋아하던 맥도날드의 초콜릿 셰이크나 딸기 셰이크를 사다 주시곤 했지요. 그걸 즐겁게 기다리는 나날이 이어지면서 저는 조금씩 식사가 가능해졌습니다. 같은 병실에 입원해 있던 아이들의 영향도 컸습니다. 큰 병실이었기 때문에 제 옆에는 백혈병이나 간장병 같은 중병에 걸린 아이들이 있었고, 어제까지 저랑 이야기를 나눈 아이의 침대가 비어 버리는 일도 여러 번 겪었습니다. 그러다 보니 '나는 큰 병도 아니면서 여기서 뭘 하고 있는 거지?' 하는 생각이 들어 더 열심히 식사를 하게 되었습니다.

몇 달 후 저는 토원했고 간신히 유급 없이 5학년이 될 수 있었습니다. 이 경험을 통해 저는 세상에는 다양한 처지의 사람들이 있으며 다들 각자의 고민을 품고 산다는 사실을 알게 되었습니다.

거식증을 완치한 뒤 다시 통통한 체형으로 돌아오다

초등학교 5학년 때 저는 요리부에 들어갔습니다. 부원들과 함께 좋아하는 과자를 만들면서 다시 단것을 먹는 즐거움에 눈을 떴고, 몸무게는 순조롭게 상승했습니다. 그러다 6학년이 되었고, 저는 영어 공부를 하기 위해 미국 디트로이트로 3개월 동안 홈스테이를 하러 갔습니다. 당시 저는 의학 유학을 가신 외삼촌 댁에 머물면서 외삼촌 부부께서 일하시는 모습을 자주 보곤 했는데요, 영어로 미팅을 하고 왕성하게 활동하시는 두 분을 보며 저도 언젠가는 저분들처럼 국제적인 의사가 되고 싶다는 결심을 굳히게 되었습니다.

하지만 미국 생활이 제게 긍정적인 영향만 미친 것은 아니었습니다. 뚱뚱해도 아랑곳하지 않고 먹는 미국인들에게 충격을 받은 것도 잠시, 개방적이고 자신이 하고 싶은 대로 자유로이 행동하는 미국인들의 모습이 내성적인 제 성격과 비교되어 참으로 별세계처럼 느껴지더군요. 그리고 얼마 되지 않아 저는 킹사이즈 햄버거와 아이스크림, 생크림과 초콜릿 소스를 듬뿍 곁들인 점보 케이크 같은 미국 음식에 푹 빠지게 됩니다. 그런 걸 마구 먹고 있는 제게 어떤 사람도 "뚱뚱해지니 그만 먹어"라는 말을 하지 않았습니다. 그야말로 꿈같은 시간이었습니다.

피자 28장과 케이크 24조각을 먹어 치운 전설의 중학생

중학교에 들어가서도 제 식욕은 줄지 않았고, 저는 수많은 전설을 남겼습니다. 셰이키즈 Shakey's 피자를 28장까지 먹어 치운 적도 있는데요, 미국 스타일의 도 dough 가 얇은 피자라 얼마든지 흡입할 수 있었지요. 게다가 므제한 코스라 28장이라는 기록을 세우는 게 가능했습니다. 아시다시피 피자는 탄수화물과 지방이 대부분입니다. 그렇게나 먹었는데 살이 찌지 않을 리가 없지요.

저는 케이크 뷔페에도 자주 드나들었습니다. 제가 특히 자주 간 곳은 당시 오사카 마루 빌딩에 있던 가게였는데요, 여러 종류를 골고루 먹을 수 있게 사이즈를 작게 만드는 일반 케이크 뷔페와 달리, 그곳의 케이크는 일반 케이크와 사이즈가 같았습니다. 당시 저가 세운 최고 기록은 24조각이었습니다. '한창 먹을 나이'의 범주를 완전히 벗어난 먹성이었지요.

케이크는 탄수화물과 당분이 대부분입니다. 혈당치가 급격하게 오른 상태에서 많은 케이크를 잇달아 먹어 댔으니 인슐린 Insulin 도 계속 분비됐을 겁니다. 뷔페에서의 폭식은 지방을 축적하러 가는 것과 마찬가지였습니다.

오이 도시락 사건으로 음식에 대한 인식을 바꾸다

제가 중학교에 다니던 시절에는 도시락을 싸 가야 했습니다. 그래서 어머니께서 매일 도시락을 싸 주셨는데, 어느 날 도시락 뚜껑을 열어 보니 밥 위에 오이만 덜렁 놓여 있었습니다. 당황한 나머지 망연히 굳어 있는 내게 친구가 "왜 그래?" 하고는 제 도시락을 들여다보았습니다. 그리고 놀라 외치더군요.

"와! 이게 뭐래?"

그럴 만도 했습니다. 오이 밥이라니요. 결국 매점에서 빵을 사 먹었지만, 제 머릿속에는 물음표가 가득했습니다. 그래서 집에 돌아가자마자 어머니께 "그 도시락 뭐야?"라고 물었지만, 어머니께서는 "기억이 안 나……"라는 대답만 하셨습니다. 잇달아 귀가한 오빠와 남동생도 "그 도시락 뭔데!"라고 말해 한바탕 소동이 벌어졌습니다. 셋 다 오이 도시락이었던 거지요. 당시 어머니께서는 불면증에 시달리고 계셨다고 합니다. 결국 오이 밥 사태가 또 일어나는 걸 막기 위해 저는 어머니를 도와 도시락을 싸게 되었지요.

그 사건을 계기로 저는 음식에 흥미를 느끼게 되었습니다. 저는 원래 과자 만들기를 좋아해 요리를 잘하는 편입니다. 어떤 재료를 써야 건강한 도시락이 되는지 궁리하던 저는 점점 더 건강함을 지향하는 성격으로 바뀌어 갔습니다.

OO 다이어트의 두 얼굴
Part 1

내 인생 첫 다이어트는 '사과 다이어트'

제가 처음으로 다이어트에 도전한 건 중학교 3학년 때였습니다. 먹을 것을 향한 끝없는 욕구 때문에 중학교 때도 요리부에 들어가 과자를 만들고, 또 그걸 먹는 나날이 이어지다 보니 먹는 게 빠짐없이 살로 갔고 당연히 외모에도 영향을 미쳤지요. 그러던 어느 날 오빠와 남동생에게서 '살쪘다'라는 자비 없는 말이 날아왔습니다.

지는 걸 싫어하고 뒤끝이 긴 저는 살이 쪘다는 소리를 듣고 싶지 않아 중 3 여름방학 때 생애 첫 다이어트인 '사과 다이어트[1]'를 했습

---

1 사과는 개당 약 150kcal르 섭취 시 만복감을 주어 섭취 열량을 줄이므로 다이어트에 효과적이다. 또한 사과에는 다이어트와 미용에 도움이 되는 성분이 풍부해 장을 청소하는 효과와 염분의 배출 작용, 항산화 작용도 기대할 수 있을 거라 여겨졌다.

니다. 여름방학이라 학교에서 도시락을 먹을 일이 없으니 사흘 동안 사과만 먹는 다이어트에 도전하기로 한 거지요. 사과 다이어트의 장점은 사과에 함유된 불용성 식이섬유가 체내에 들어가 수분을 흡수해 배를 채워 주어 과식을 방지하고, 사과의 폴리페놀 Polyphenol 이 지방의 흡수를 막아 준다는 점입니다.

사흘 내내 사과만 먹었으니 일시적으로 몸무게는 줄었습니다. 하지만 다음날 밥과 과자를 먹자마자 깔끔하게 원상 복구가 되더군요. 결과적으로 완벽하게 실패했습니다.

놀라울 정도로 살이 빠지는 '그래놀라 다이어트'

저는 하나에 빠지면 철저하게 조사하고 푹 빠져 버리는 성격입니다. 그래서 오이 도시락 사건으로 건강한 식재료에 흥미를 갖게 된 이후로는 자연식품을 판매하는 가게인 내추럴 하우스 Natural House 에 매일같이 드나들었습니다. 그곳에서 판매하는 과자는 저열량이고 몸에도 좋았지만 가격이 좀 비싸, 저는 용돈을 모아 그곳의 과자를 사곤 했습니다. 그리고 이제껏 먹던 과자를 끊고 '채소 쿠키 다이어트[2]'

2　당근과 호박 같은 채소를 반죽에 섞어 당분을 줄인 쿠키로 채소의 영양소를 섭취할 수 있어 다이어트 간식으로 적합하다.

와 '그래놀라 다이어트[3]'를 시작하게 되었지요.

그중 특히 제 마음에 들었던 건 그래놀라였습니다. 견과류가 잔뜩 들어 있는 그래놀라는 미네랄, 비타민, 식이섬유를 섭취할 수 있으며 혈당치도 많이 상승시키지 않습니다. 지금도 저는 그래놀라를 다이어트 간식으로 섭취하고 있지만, 당시의 저는 '이거 맛있다! 어쩐지 건강에도 좋을 거 같아'라는 기분으로 그래놀라를 먹었을 뿐입니다. 그렇게 쭉 그래놀라를 먹다 보니 저는 갈수록 날씬해졌고, 고등학교 1학년 때는 키 160cm에 몸무게 45kg 정도의 몸매가 되었습니다.

당시 저는 효고현 니시미야에서 살았는데, 부근에 그래놀라 전문점이 생긴 뒤로는 용돈을 그곳에서 탕진하곤 했습니다. 지금 생각해 보면 아주 트렌디한 가게였네요.

'포키 다이어트' 때문에 하체 비만의 저주에 빠지다

비록 인생에서 가장 날씬했던 시기였지만, 저는 유감스럽게도 별반 눈에 띄지 않는 여고생이었습니다. 연애에 전혀 흥미가 없었

---

3 그래놀라는 식이섬유가 풍부하고 씹는 맛이 있어 다이어트 효과가 뛰어나다. 하지만 제품에 따라 당질이나 열량이 높을 수 있으니 먹는 양을 적절하게 조절해야 한다.

고 남자친구가 있는 친구가 부럽지도 않아 그저 공부만 했지요.

이 시기부터 저는 의대를 목표로 공부했고 고등학교 2학년 때부터는 입시 학원에도 다녔습니다. 입시 학원의 잘생긴 강사를 화제로 삼는 친구들과 대화하면서 "응, 그 선생님 멋있지"라고 동조하기도 했지만, 솔직히 그런 건 아무래도 좋았습니다.

저는 고교 시절에 남자친구가 없었고 여학교에 다녔던지라 남성에 대한 면역은 제로였습니다. 패션에도 흥미가 없었으며 교복 외의 옷은 죄다 운동복이었지요. 당연히 데이트한 적도 없었으니 멋을 부릴 줄도 몰랐고 여고생다운 화사함은 찾아볼 길이 없었습니다.

그 와중에도 다이어트만은 여전히 계속했습니다. 그래놀라 다이어트로 살이 빠졌지만 조금만 방심해도 5kg 정도는 쉽게 불었습니다. 그러면 사과 다이어트나 '수박 다이어트[4]' 등 식사를 대신하는 방식의 다이어트로 살이 찐 만큼 다시 빼는 작업을 반복했지요.

'포키 [Pocky, 빼빼로의 원형이 된 일본 과자-옮긴이] 다이어트[5]'를 할 당시에는 아몬드 맛 포키를 워낙 좋아해 아침, 점심, 저녁 식사 후에 반드시 포키

---

[4] 식이섬유가 풍부하고 아미노산의 일종인 시트룰린을 함유하여 이뇨 효과가 있는 수박은 노폐물을 배출하기 쉬운 체질로 만들어 준다. 여름철 수분 보충에도 좋다.

[5] 식사를 포키로 대체하는 다이어트로 단것을 좋아하는 사람이 빠지기 쉽다. 하지만 다이어트로는 적합하지 않다.

한 상자를 먹어 치웠습니다. 한때 자연식품 과자나 그래놀라를 간식으로 먹던 시절도 있었지만, 한 번 포키를 먹은 뒤부터는 그 맛의 포로가 되고 말았지요. 몸무게는 쭉 증가했지만 도저히 포키를 끊을 수 없었습니다. 그러다 '차라리 밥을 굶고 포키만 먹으면 살이 찌지 않겠지!' 하는 말도 안 되는 패기로 하루 3끼를 포키만 먹는 다이어트를 시작하고 말았지요.

과자에는 혈당치를 올리는 당분이 가득합니다. 그뿐만 아니라 포키 외에는 다른 음식을 전혀 섭취하지 않으니 혈당치는 계속 올라가기만 했습니다. 게다가 포키의 영양 성분은 탄수화물이 대부분이라 몸이 붓기 쉽고, 몸에 지방이 쌓여 아랫배가 나오는 원인이 되기도 합니다. 특히 저는 다리가 잘 부어 당시 하체가 굵어졌지요. 포키 다이어트는 완벽하게 실패했습니다.

설 연휴에는 좋아하는 음식인 검은콩 조림[일본어서 설이 되면 먹는 반찬의 일종]만 먹는 '검은콩 다이어트[6]'도 해 보았지요. 물론 검은콩에 함유된 아이소플라본 Isoflavone은 장 속의 움직임을 활발하게 만들어 노폐물을 배출하는 데 효과적이고, 검은콩 속에 많이 들

6　검은콩에 많이 든 사포닌은 체내의 지방 흡수를 억제하고 검은콩에는 식이섬유가 풍부해 변비 해소에도 효과적이다. 하지만 달게 조린 콩에는 당분이 많이 들어 있으니 양 조절에 유의해야 한다.

어 있는 사포닌은 체내 지방 흡수를 억제하여 다이어트에 효과적입니다. 하지만 문제는 섭취하는 양과 당분이었습니다. 하루에 검은콩을 한 병씩 먹어 치웠으니 당연히 섭취량이 지나치게 많았고 설탕에 조린 콩이라 당분이 너무 많았지요. 때문에 검은콩 다이어트도 실패하고 말았습니다.

흔히 좋아하는 음식으로 하는 다이어트가 더 쉽고 편할 거라는 생각을 하기 쉽습니다. 하지만 이로 인해 영양의 균형이 깨어지므로 저는 이 다이어트를 그리 추천하지 않습니다.

내 딴에는 창의력이 폭발했던
'랩 & 헤어드라이어 다이어트'

포키 다이어트의 부작용으로 하체 비만이 된 뒤, 저는 엄청난 콤플렉스에 시달렸습니다. 그때 한 다이어트가 바로 '랩 다이어트[7]'입니다. 허벅지에서 장딴지까지 랩으로 감아 땀을 빼 지방을 연소하는 꽤 그럴듯한 방법이라고 생각했지요. 하지만 랩으로 칭칭 감는다고 맨살에서 땀이 나지는 않습니다. 지방을 연소하려면 반드시

---

[7] 거슬리는 부위를 날씬하게 만들어 준다고 하여 한때 크게 유행한 다이어트. 하지만 피부 호흡을 방해해 혈액순환에 좋지 않은 영향을 미칠 수 있다.

몸을 움직여 에너지를 소모해야 합니다. '그럼 땀을 흘리면 되겠구나' 하는 생각이 들어 랩을 감은 부위에 헤어드라이어를 쐬어 주는 '헤어드라이어 다이어트[8]'도 병행했습니다.

결과부터 말씀드리자면, 랩을 감은 부위의 살이 빠지기는커녕 저온 화상 직전까지 갔고 피부에 직접 열풍을 들이댄 탓에 피부까지 건조해졌습니다. 당시 상황을 돌이켜 생각해 보면 정말이지 어이가 없을 지경입니다. 오빠와 남동생은 하체를 랩으로 칭칭 싸맨 채 헤어드라이어를 쐬고 있던 저를 겁에 질린 눈으로 보고 있었고, 어머니께서는 "랩 좀 그만 써! 사 놓은 지 얼마 되지도 않았는데 이것밖에 안 남았잖아!"라고 크게 화를 내셨죠.

재수생 시절, 다시 통통족으로

정신없이 공부만 했다고 생각했음에도 저는 1지망 대학에서 탈락하고 말았습니다. 부모님은 "여자애가 재수라니 무슨 소리야! 꼭 의사가 되지 않아도 돼"라고 말씀하시며 반대하셨지만, 저는 그분들을 설득했고 딱 한 번만 더 도전해 보겠다는 굳은 약속을 한 두 재

---

8 헤어드라이어의 열로 피부를 데워 땀을 내는 다이어트. 냉증을 완화하는 데는 어느 정도 도움이 될지 모르겠지만 다이어트 효과가 있을지는 의문이다.

수생 생활에 돌입했습니다.

그런데 전혀 예상치 못한 곳에서 문제가 발생했습니다. 막상 입시 학원에 다니려고 보니 입고 다닐 옷이 없더군요. 제가 가진 옷은 교복과 운동복이 전부였습니다. 이미 졸업한 학교의 교복을 입고 학원에 다닐 수 없기에, 저는 별수 없이 어머니의 옷을 입고 학원에 다녀야 했습니다. 18세의 여자아이가 통통한 체형의 아줌마 옷을 입고 다녔으니 그 모습이 얼마나 우스웠을까요! 게다가 헐렁한 옷만 입고 살다 보니 긴장감까지 사라져 버렸습니다. 하지만 당시의 저는 그런 생각을 하지 못했습니다. 1년 후 반드시 지망한 대학에 합격하겠다는 목표에만 온전히 집중하던 시기였기 때문이지요.

당시 제 유일한 위안은 학원으로 가는 길목에 있는 하겐다즈 아이스크림 가게였습니다. 일주일에 한 통씩, 그것도 큰 용기로 사서 그 주 안에 다 먹어 치웠지요. 이 시절부터 스트레스를 받으면 음식으로 푸는 경향이 강해졌습니다.

원피스 사건으로 소녀의 마음이 짓밟히다

1년 후 저는 결국 의대에 입학했습니다. 아버지께서는 합격 축하 선물로 제게 정장을 사 주기로 하셨고, 저는 기쁜 마음으로 아버지와 함께 쇼핑하러 갔습니다. 지금까지 부모님께서 정장을 사 주신 적이 한 번도 없었기에 저는 참 기뻤습니다. 하지만 아버지께서 "이거야! 사와코에게는 이게 어울려"라고 말씀하시며 골라 주신 옷은 형광 개구리 색의 보디 콘셔스 [Body conscious, 여성의 인체 곡선이 드러나도록 강조하는 것] 원피스였습니다. 녹색이 아닙니다. 개구리 색이었어요. 당시 보디 콘셔스 룩이 유행하기는 했지만 왜 하필 개구리 색이었을까요……? 그것도 화려한 형광색. 이건 아니라는 생각이 들긴 했지만, 아버지의 행동력은 참으로 빨랐습니다. 제가 의견을 밝힐 틈도 주지 않고 계산을 끝내 버리셨거든요.

그 단벌 원피스를 입을 기회는 참으로 빨리 찾아왔습니다. 간사이대학 의과에 재학 중이던 오빠가 의대 학생들이 모이는 파티에 친구와 함께 오라며 제게 권유했던 거지요. '오늘 뭐 입지?'라고 생각해 봤자 선택의 여지는 없었습니다. 제 외출복은 개구리 색 보디 콘셔스 원피스밖에 없었으니까요. 입어 보니 옷은 생각보다 더 몸에 꽉 끼었고 똥배 또한 무척 눈에 띄었습니다. 진짜 이건 아니다 싶었지만 다른 옷을 사러 갈 시간이 없었던지라, 저는 어쩔 수 없이 개구리 스타일로 파티에 참석했습니다. 설상가상으로 함께 간 친구는 가냘프고 스타일도 좋았습니다.

똥배를 최대한 감추면서 파티장에 들어섰지만, 결과는 참혹했습니다. 다들 제 배와 굵은 다리만 보는 것 같더군요. 아니나 다를까 "쟤 배 굉장하다", "다리 너무 두껍지 않아?"라는 소리가 곳곳에서 들려왔습니다. 결국 저는 부끄럽고 슬픈 나머지 바로 집으로 돌아가 버렸습니다. 그런데 집에 돌아온 오빠라는 작자는 슬픔에 젖어 있는 여동생에게 참 잔인하더군요.

"옷이 왜 그래? 그리고 너 좀 심하더라. 허리는 없고 다리는 또 너무 굵고"

지금은 뚱뚱하지만, 대학생 때만 해도 마른 체형이었던 오빠는 "너는 말랐는데 동생은 뚱뚱하구나"라는 말을 친구에게 들었다고 합니다. 그런데 그걸 또 굳이 친절하게 전달해 줄 필요까지야!

제 여심은 대학 입학과 동시에 참혹하게 짓밟혔습니다. 어쨌든 이 일을 계기로 저는 다시 무리한 다이어트에 매달리게 됩니다. 여담이지만 개구리 색의 보디 콘셔스 원피스는 그 후로 다시는 입지 않았습니다.

나의
폭망 다이어트
TOP 5

이 다이어트만큼은 절대 따라 하지 마세요!

저는 지금껏 셀 수도 없을 정도로 많은 다이어트를 시도해 봤습니다. 음식이나 다이어트 기구, 슬리밍 화장품 등 종류도 가지가지였지요. 그중에서 '망했다' 싶었던 폭망 다이어트 TOP 5를 소개합니다. 효과, 요요 현상, 가성비, 다이어트 후의 부작용 등 다양한 측면에서 검토해 본 결과, 절대 하지 말았으면 하는 다이어트입니다.

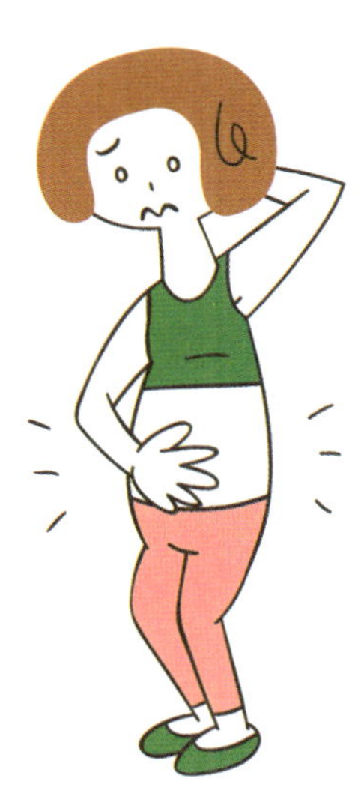

1. 포키 다이어트

효과 ★☆☆☆	요요 현상 ★★★☆
비용 ★★☆☆	몸에 좋은가 ☆☆☆☆

포키를 아침, 점심, 저녁 식사로 섭취해
대사가 떨어져 하체 비만 유발.

고교 시절에 홀릭했던 아몬드 맛 포키. 저는 식사 대용으로 매끼 포키를 먹었지요. 다이어트를 할 때 다른 음식을 섭취하지 않고 과자만 먹는 건 절대 해서는 안 되는 어리석은 짓입니다. 시판 과자에는 트랜스 지방산을 함유한 쇼트닝이 들어 있는 경우가 많아, 해당 성분이 많이 든 과자를 반복적으로 섭취하면 대사가 떨어지고 장내에 나쁜 콜레스테롤 LDL cholesterol이 늘어납니다. 그리고 이는 아랫배가 나오는 원인이 되거나 대사 정체에 의한 하체 비만을 야기합니다. 저도 이 시기에 다리가 굵어져 엄청난 콤플렉스가 되었습니다. 동맥경화나 암의 발병 위험 등 건강 면에서도 악영향을 미치므로 과자만 먹는 식생활은 지양하시기 바랍니다.

2. 설사약 다이어트

<table>
<tr><td>효과 ★★★☆</td><td>요요 현상 ★★★★</td></tr>
<tr><td>비용 ★★☆☆</td><td>몸에 좋은가 ☆☆☆☆</td></tr>
</table>

남용하면 장벽에 색소가 침착되고
아랫배가 나올 수 있음.

제가 지금까지도 하지 말았어야 했다고 후회하는 다이어트입니다. 원래 설사약은 다이어트를 위한 약이 아닙니다. 그럼에도 날씬해지고 싶은 마음이 앞서 규정보다 많은 양을 섭취해 대장에 색소침착이 생겨 버렸습니다. 설사약은 장의 점막을 자극해 강제적으로 연동운동을 일으켜 배변을 촉진합니다. 그러면 장 점막에 멜라닌이 분비돼 색소침착이 일어나지요. 쉽게 말해 장벽이 기미 투성이가 되어 버리는 겁니다. 그리고 설사약으로 텅 빈 장내는 흡수율이 높아져 음식을 잔뜩 흡수해 오히려 아랫배가 더 나오기도 합니다.

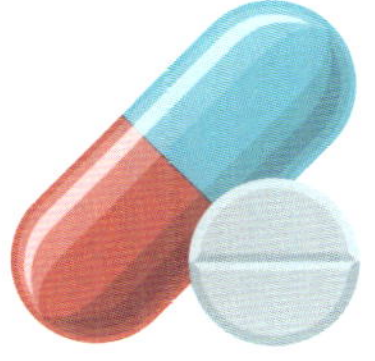

3. 보정 속옷 다이어트

<table>
<tr><td>효과 ★☆☆☆</td><td>요요 현상 ★★★★</td></tr>
<tr><td>비용 ★☆☆☆</td><td>몸에 좋은가 ★☆☆☆</td></tr>
</table>

몸을 강하게 압박하여 혈액순환이 나빠지고
스트레스로 언제나 신경이 곤두섬.

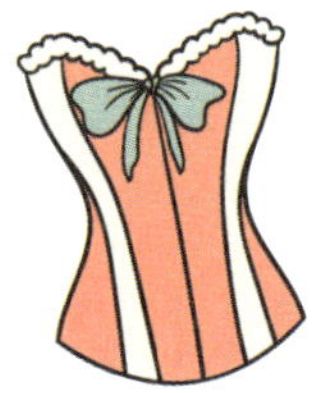

사회인이 된 뒤 저는 급료를 털어 보정 속옷을 샀습니다. 하지만 사람의 몸은 형상기억합금이 아닙니다. 아무리 보정 속옷으로 몸을 조여 놓아도 속옷을 벗으면 몸은 원래대로 돌아오게 되어 있습니다. 게다가 보정 속옷은 몸을 강하게 압박하여 혈액순환이 나빠지므로 몸의 대사가 떨어질 가능성이 있습니다. 입고 있을 때 압박감도 굉장합니다. 입는 데도 시간이 걸리며 입은 후에도 힘든 나머지 스트레스 호르몬인 코르티솔 Cortisol이 증가합니다. 결정타는 집으로 돌아와 보정 속옷을 벗었을 때의 해방감이 공복감을 유발하고 그게 또 폭식으로 이어지는 악순환입니다. 가격과 비교하면 효과는커녕 스트레스만 쌓이는 다이어트였습니다.

4. 수박 다이어트

효과 ★★★☆   요요 현상 ★★★☆
비용 ★☆☆☆   몸에 좋은가 ★☆☆☆

일시적으로 몸무게가 줄어들지만
금방 복구되고 성인에게는 효과가 없음.

한 끼를 한 가지 음식으로 대체하는 다이어트를 하면 일시적으로 몸무게가 줄어들기는 하지만, 건강하지 못하게 살이 빠져 예뻐 보이지 않습니다. 그리고 대사가 활발한 어린 시절이라면 몰라도 어른이 되면 원 푸드 다이어트로 살을 빼기 힘들어집니다. 또한 요요 현상이 빨리 오는 것도 특징입니다. 다만 수박에는 항산화 작용을 하여 혈액순환을 돕는 시트룰린Citrulline과 신진대사를 촉진해 피부의 노화를 방지하는 리코펜Lycopene이 들어 있어 안티에이징 면에서는 좋은 식재료입니다. 따라서 다이어트 음식이 아닌 일반 음식으로 생각하고 적절하게 섭취해 주는 편이 좋습니다.

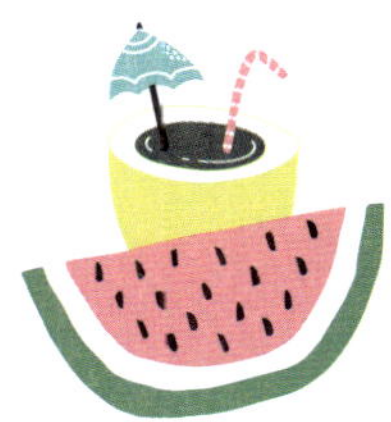

5. 랩 다이어트

효과 ★☆☆☆	요요 현상 ★☆☆☆
비용 ★★★☆	몸에 좋은가 ☆☆☆☆

땀이 나지 않으면 소용없으며
민감성 피부인 경우 트러블이 날 우려도 있음.

고등학교 시절에 유행한 랩 다이어트는 가늘게 만들고 싶은 부위
에 랩을 감아, 사우나 슈트를 입은 것처럼 몸에 땀이 나게 해 살을
빼는 다이어트입니다. 하지만 랩을 감은 것만으로는 땀이 나지
않습니다. 오히려 피부 호흡을 방해하거나 보정 속옷과 마찬가지
로 혈액순환을 나쁘게 만들곤 합니다. 그리고 랩을 피부에 직접
감기 때문에 민감성 피부인 경우 피부에 트러블이나 염증이 생기
기도 합니다. 건강과 피부에 미치는 영향을 고려했을 때 결코 추
천할 수 없는 다이어트입니다.

어떻게든 살을 빼겠다는 일념으로 시작한 '한천 국수 다이어트'

하체 비만으로 고민하던 저는 당시 유행하던 '한천 국수 다이어트[9]'에 도전해 보기로 했습니다. 한천은 저열량으로 지질이 거의 없으며 식이섬유도 풍부합니다. 또한 변비 해소 및 노폐물을 밖으로 배출하는 효과가 있으니 다이어트 식품으로는 딱 맞을 거라고 생각했지요.

당시 저는 세 가지 다이어트를 병행했습니다. 한천으로 만든 국수를 주식으로 먹는 한천 국수 다이어트, 칼륨이 풍부해 디톡스는 물론 부기 해소 효과가 있는 '셀러리 다이어트[10]', 배 속에서 부풀어 적게 먹어도 포만감이 드는 '콩비지 쿠키 다이어트[11]'였습니다.

유행하던 '푸드 다이어트'를 모두 섭렵했던 시절

대학에 다니던 시절, 저는 당시 유행하던 푸드 다이어트는 도조

---

9   열량이 낮고 식이섬유와 칼륨이 풍부한 한천 국수를 먹는 다이어트. 맛있고 포만감까지 있으니 면을 좋아하는 다이어터에게는 구세주와 같다.

10   독특한 향이 특징인 셀러리는 칼륨이 많아 체내의 불필요한 수분과 염분을 배출하는 데 효과적이다.

11   대두에서 추출한 콩비지로 만드는 과자로 저열량 고단백에 식이섬유도 풍부하다. 수분과 크게 섭취하면 더욱 포만감을 느낄 수 있다.

리 시도해 보았습니다. 그중 몇 가지를 말씀드리죠.

우선 '미역 다이어트[12]'인데요, 미역에 함유된 요오드 Iodine는 갑상샘 호르몬의 생성을 유도하고 에너지 생산 능력을 높여 지질과 당질 대사를 촉진합니다. 그래서 저는 저녁 식사 때마다 미역을 듬뿍 넣은 된장국을 마셨는데, 자다가 침을 흥건하게 흘려 깨어난 적이 있습니다. 미역에 든 알긴산 Alginic acid을 과잉 섭취하여 생긴 증상이지요. 요오드의 하루 적정 섭취량은 10g 정도로, 지나치게 많이 섭취하면 오히려 갑상샘 질환에 걸릴 수 있습니다. 한밤중의 대량 침 사건 이후, 저는 미역 다이어트를 중단했습니다.

'삶은 달걀 다이어트[13]'는 온종일 삶은 달걀만 먹는 다이어트입니다. 아침에는 삶은 달걀만 먹고 점심에는 빵과 삶은 달걀로 때우는 식으로요. 당시 저는 하루 평균 삶은 달걀을 12개 정도 먹었고, 어느 순간부터는 삶은 달걀이라면 꼴도 보기 싫어졌습니다. 자업자득이었지요. 하지만 달걀은 비타민 C를 제외한 대부분의 필수 영양소를 섭취할 수 있는 완전 영양 식품입니다. 때문에 샐러드에 삶은 달걀을 넣어 먹으면 영양 균형 면에서 무척 좋

---

12 미역은 수용성 식이섬유와 미네랄을 많이 함유한 해초이며, 섭취 시 포만감을 주어 다이어트에 활용된다.

13 삶은 달걀은 GI 지수가 낮아 다이어트 보조 음식과 고단백 영양식으로 꾸준히 인기 있는 식재료이다.

지금도 저는 아침에는 달걀을 먹으려고 애씁니다. 하지만 삶은 달걀 트라우마 때문에 달걀 프라이나 스크램블드에그로 요리하곤 합니다. 달걀을 반숙으로 요리하면 체내 흡수율이 높아지니 살을 빼고 싶다면 완숙으로 요리하기를 추천합니다.

'양배추 다이어트[14]'는 식사 전에 양배추를 잔뜩 먹어 배를 채운 다음 반찬을 먹는 다이어트입니다. 양배추는 면역력을 높여 주고, 캐비진 Cabagin 이라는 성분을 함유하고 있어 위장을 건강하게 유지해 줍니다. 다만 캐비진은 열에 약하니 가열하지 말고 생으로 섭취하세요. 저는 샐러드로 드실 것을 권합니다. 당시 저는 이런 지식이 없었기에 양배추를 가열해 먹었습니다. 그래서 그런지 결과는 그저 그랬습니다. 먹는 방식만 제대로 지킨다면 양배추 다이어트는 추천합니다.

마지막으로 '다이어트 커피[15]'입니다. 저는 다이어트 성분인 L-카르니틴 L-Carnitine 이 배합돼 지방 분해를 촉진한다고 해 화제가 된 다이어트 커피를 종종 마셨습니다. 하지만 그 커피와 함께

---

14 식사 전에 양배추를 먹어 공복감을 조절하는 다이어트. 생양배추를 잘 씹어 섭취하는 게 포인트이다.

15 다이어트 성분이 풍부하여 '마시기만 해도 연소 능력이 향상된다'라고 해 화제가 되었던 다이어트 음료. 우유나 설탕을 첨가해 마시면 효과가 없다.

케이크나 단것을 먹었지요. '커피에 다이어트 성분이 있으니 단것을 먹어도 괜찮아!'라는 괴상한 논리로요. 당연히 살이 빠질 리 없었습니다.

제가 대학에 다닐 때는 인터넷이 보편화되어 있지 않아 대부분의 다이어트 정보를 TV나 잡지, 입소문에 의지했습니다. 특히 당시 사이가 좋았던 친구가 저와 비슷할 정도로 다이어트를 좋아했기에 우리는 툭하면 "요전에 TV에서 본 다이어트 커피 사러 가자", "양배추가 좋대"라고 정보 교환을 하곤 했지요. 그때는 미디어에서 제공하는 정보가 전부였기에 좋다는 다이어트가 나오면 닥치는 대로 시도해 보았던 것 같습니다.

그런데도 저는 어떤 방법으로도 다이어트에 성공하지 못했습니다. 그건 '이것만 먹다 보면 살이 빠질 거야', '마시면 날씬해질 거야'라는 생각만 앞서 영양소 조합을 전혀 생각하지 않았기 때문입니다.

하나의 영양소만으로는 결코 살을 뺄 수 없습니다. 다양한 음식에서 섭취한 영양소가 몸 안에서 조화를 이루어야만 비로소 살이 빠지는 체질이 될 수 있습니다.

생리가 끊겼던 'NO 오일 다이어트'

고등학교와 대학교 시절을 거치는 동안 정말이지 별 괴상망측한 다이어트를 다 해 보았습니다. 그런데 그중 정말 건강에 위협을 느꼈던 건 바로 'NO 오일 다이어트[16]'였습니다. 기름을 쓴 요리는 일절 섭취하지 않는 다이어트로, 드레싱이나 마요네즈 같은 조미료는 물론이고 당연히 튀김이나 볶은 요리도 먹을 수 없습니다. 즉 요리 대부분을 섭취하기 불가능해져 결국 먹을 수 있는 건 생채소와 삶은 채소 정도였습니다.

그런 식생활을 계속하다 보니 어느 날 생리가 끊겼습니다. 당연한 결과였습니다. 기름에 함유된 콜레스테롤은 여성호르몬을 만드는 데 있어 중요한 요소니까요. 기름을 전혀 섭취하지 않았으니 여성호르몬은 감소할 수밖에 없고, 급기야 생리가 끊기는 사태까지 벌어진 겁니다. 여성은 양질의 기름을 적절하게 섭취해야 여성호르몬을 활성화할 수 있고 피부와 체질 개선도 기대할 수 있습니다. 그때부터 저는 오메가-3, 6, 9을 풍부하게 함유한 들깨유 같은 양질의 기름을 적절히 섭취하게 되었습니다.

그 외에도 당시 인기 있던 매운맛 성분인 캡사이신으로 지방을

---

16 기름은 고열량이니 다이어트의 적으로 간주하며 한 방울의 기름도 섭취하지 않는다.

연소시킨다는 '고춧가루 다이어트[17]'도 해 보았습니다. 하지만 매운 고춧가루를 지나치게 많이 섭취하면 위 점막이 자극 받아 복통과 설사를 하게 됩니다. 저 또한 이 다이어트를 하다가 위염으로 병원 신세를 졌습니다. 지금 생각해 보면 참 어이가 없습니다. 저는 당시 분명 의대를 다니고 있었는데, 어찌 그리도 무지한 다이어트를 했던 걸까요?

효과는 정말 확실한 '연애 다이어트'

무수히 많이 시도해 보았지만 딱히 효과를 보지 못했던 제 다이어트 역사에 큰 획을 그은 다이어트는 바로 연애였습니다. 대학 시절을 통틀어 가장 살이 많이 빠진 시기가 바로 처음으로 남자친구가 생긴 때였거든요. 상대는 같은 의대에 다니는 2년 선배로, 대학 입학 후 첫 미팅에서 알게 되었습니다. 처음에는 다른 친구들과 어울려 만났지만, 얼마 지나서는 자연스럽게 둘만 만나는 일이 잦아졌고 어느 순간부터는 사귀는 사이로 발전했습니다.

당시 일본은 버블 경제의 영향 탓인지 여대생이라는 간판 하나

---

17 캡사이신이 지방을 연소하는 효과가 있다고 알려져 고춧가루나 타바스코 소스를 휴대하고 다니는 여성들이 속출했다.

만으로도 큰 인기를 끌었습니다. 그래서 '밥만 사 주는 남친'이라든가 '태워다만 주는 남친' 같은 이상한 신조어까지 등장했지요. 하지만 저는 정말 그 사람 말고는 어울리지 않았고 흥미도 없었습니다. 손을 잡기까지 2년이 걸렸을 만큼 대단히 건전한 교제를 했고요 패밀리 레스토랑에서 그와 자리를 잡고 앉아 해부학과 병리를 그에게 배우기도 했습니다.

좋아하는 사람이 생기니 예뻐지고 싶다는 생각이 자연스럽게 따라오더군요. 살을 빼고 싶다는 마음에 숱한 다이어트를 해 왔지만, '예뻐지고 싶다'라고 생각한 건 그때가 처음이었습니다. 패션에 아무 관심이 없어 바지만 입고 다니던 제가 원피스나 치마를 입게 되었고 콤플렉스였던 다리도 드러내게 되었습니다. 그래 봤자 여전히 어머니께서 물려주신 옷들이 대부분이었지만요.

저절로 입도 짧아져 그렇게 좋아하던 하겐다즈도 먹고 싶다는 생각이 딱히 들지 않았습니다. 사랑이란 정말 대단합니다. 그때까지 했던 어떤 다이어트보다 예쁘고 건강하게 살이 빠졌으니 말이죠. '연애 다이어트[18]'는 정말 최고의 다이어트가 분명합니다.

---

18 설렘이라는 감정을 느끼면 인간의 식욕은 저하되곤 한다. 이는 설렘으로 야기된 성중추의 자극이 실제로 식욕을 떨어뜨리고 만복 중추 자극 작용을 활발하게 만들기 때문이다. 연애를 활용한 다이어트는 어쩌면 매우 효과적일지도 모른다.

연애를 하면 여성호르몬인 에스트로겐 Estrogen 의 분비가 늘어나 체형이 여성스러워지거나 피부가 매끄러워지는 효과가 있습니다. 여성호르몬은 정신과 밀접한 관계가 있어 사랑받는다는 자신감이 생기면 스트레스가 줄어듭니다. 그리고 일명 '행복 호르몬'이라 불리는 세로토닌 Serotonin 이 많이 생성돼 살 빠지기 쉬운 체질로 변합니다. '사랑을 하면 예뻐진다'라는 말은 거짓이 아닙니다.

결국 저는 데이트 자금을 벌기 위해 가정교사와 입시 학원 강사를 병행했습니다. 당시 제가 다닌 입시 학원은 학생들에게 인기 있는 선생님에게 시급을 올려 주는 시스템이라 처음에는 시급 2000엔 정도로 시작했지만, 나중에는 8000엔 정도가 되었습니다. 그러니 대학생 때 월급으로 4~50만 엔을 너끈히 번 셈입니다. 그 돈을 어디에 썼냐고요? 물론 다이어트에 썼답니다.

'살 빠지는 에스테틱'에 아르바이트 수당을 전부 쏟아붓다

첫 남자친구와 인생에서 처음으로 자유롭게 쓸 수 있는 큰돈이 생겼으니 그다음에는 뭘까요? 네, 대충 짐작하셨을 겁니다. 당연히 돈이 많이 들 수밖에 없는 '살 빠지는 에스테틱 다이어트[19]'를 해 보고 싶어졌습니다.

우선 제모부터 시작했는데요, 당시 겨드랑이 제모에 100만 엔 정도 들었습니다. 그리고 그곳에서 살을 빼 주는 에스테틱 코스를 권유받았습니다. 가인적인 로망이 있었고 아르바이트로 번 돈도 있으니 권해 주는 코스에 덥석 가입했지요.

기계를 몸에 갖다 대 땀이 나면 날씬해졌다는 기분이 듭니다. 실제로 석 달 정도 다녀 4kg을 빼기도 했습니다. 대신 매번 에스테틱 살롱에 갈 때마다 허리둘레와 몸무게를 재야 하고 살이 찌면 담당자에게 혼이 났습니다. "살이 찌셨네요"라든가 "뭘 드셨나요?"라는 말을 들어야 하는 거 저는 매우 고통스러웠습니다. 제 돈을 내고 다니는 에스테틱 살롱에서 왜 이런 스트레스를 받아야 하는지 모르겠더라고요. 확실히 살이 빠지고 피부도 고와졌지만, 점점 더 발길이 뜸해질 수밖에 없었습니다.

당시 저나 남자친구나 공부에 바빠 데이트는 한 달에 한 번이 고작이었습니다. 그와 만날 때는 소식을 해도 원래 저는 대식가입니

다. 집에서는 밖에서 못 먹은 만큼 더 잘 챙겨 먹었지요. 그러다 남자친구와 만나기 일주일 전부터 식사량을 조절하면서 체형을 가다듬었습니다. 그와 만나는 전날에는 저녁을 먹지 않거나 먹더라도 저열량인 '우무 다이어트[20]'를 하곤 했지요.

20대 때는 대사가 활발해 한 끼만 굶어도 몸무게가 줄거나 선이 가늘어져 보입니다. 그래서 대학 시절에 저는 날씬해졌다가 조금 통통해지기를 반복했습니다.

금단의 '설사약 다이어트'로 뼈아픈 후회만 남다

당시 저는 살이 좀 찌면 잇달아 유행하는 다이어트를 해 보곤 했습니다. 그중에서 아직도 한 것 자체를 후회하고 있는 다이어트가 '설사약 다이어트[21]'입니다. 과식한 날에는 설사약을 복용해 먹은 음식을 억지로 배출하는 방식이죠.

애초에 설사약을 복용하는 목적은 대장의 연동운동을 촉진해 변을 항문 쪽으로 이동시키는 것입니다. 변이 쌓여 있으면 장 속이

---

20 열량이 낮고 식이섬유가 풍부한 우무에는 빼어난 디톡스 효과가 있다. 반면 맛과 식감이 단조로워 질리기 쉽다는 단점이 있다.

21 설사약을 복용해 먹은 음식이 소화기관에 머무는 시간을 단축해 음식의 체내 흡수를 막는 다이어트. 엄밀히 말해 이것은 다이어트라 할 수 없다.

땅기고 복통의 원인이 되기도 하니까요. 그리고 오남용을 하면 그 효과가 점점 사라져 되레 변비 체질이 될 가능성도 있습니다. 제가 바로 그 경우였습니다. 규정 용량보다 훨씬 많이 복용하다 강렬한 변비에 걸려 버리고 만 거지요.

그 후로 설사약을 완전히 끊었지만, 저는 미련함의 대가를 10여 년 후에 치르게 됩니다. 대장 용종을 앓았던 30대 때 저는 의사에게 충격적인 소리를 들었습니다. "환자분 장이 까맣네요"라고요. 자극적인 설사약을 남용한 나머지 장 점막에 검은 색소들이 쌓여 대장 흑색증에 걸린 것입니다.

이 경험을 교훈 삼아 건강한 다이어트를 하기로 결심한 저는 '녹즙 다이어트[22]'를 시작했습니다. 녹즙은 케일이나 보리 새싹, 신선초 등 식이섬유가 풍부한 채소로 만든 것이라 배변을 원활하게 해 튀어나온 아랫배를 집어넣어 주기 때문입니다. 요즘에는 마시기 쉽게 만든 제품이 많지만, 그때는 물에 타 마시는 분말 형태뿐이었습니다. 맛이 어찌나 끔찍하던지 금세 그만두었습니다. 역시 아무리 몸에 좋다고 해도 입에 맞지 않으면 계속하기 힘듭니다.

---

22 녹즙 제조에 흔히 쓰는 케일이나 보리 새싹, 신선초, 뽕잎 등의 채소는 식이섬유의 보고이다. 이러한 녹즙은 채소 부족 문제의 해결과 변비 해소에 효과적이다.

자리만 차지하고 효과는 없었던 '홈쇼핑 다이어트 물품'

25세에 대학을 졸업한 후, 저는 오사카의 한 병원에서 안과 의사로 근무했습니다. 초등학교 때 거식증을 앓았던 경험 때문에 소아청소년과를 지망했지만, 녹내장으로 실명한 어머니 지인이 절망감에 사로잡혀 자살했다는 이야기를 들은 뒤, 조금이라도 그런 사람들을 줄이고 싶다는 바람으로 안과를 택했지요.

병원에 소속되어 있는 의사는 당직도 많고 정신없이 바쁩니다. 하도 바빠 집에도 못 가고 병원에서 사는 것이나 마찬가지지요. 그런 제 참상을 목격한 병원 사무 담당자가 저를 특별히 간호사 기숙사에 넣어 주었습니다. 이때 처음으로 집을 떠나 혼자 살게 되었지요. 덧붙이자면 이 시기에도 제 몸무게는 2~3kg 정도 늘었다 줄었다 하며 좀처럼 안정되지 않았습니다.

바쁜 와중에도 어떻게 살을 뺄지 고민하던 제게 홈쇼핑이 해결책을 제시해 왔습니다. 이때는 아직 인터넷이 널리 보급되지 않아 통신판매는 심야의 홈쇼핑 방송을 이용해야 했습니다. 지친 몸을 이끌고 기숙사로 돌아와 멍하니 과자를 먹으며 TV를 보다 보면 앉아 있기만 해도 살이 빠지는 '골반 교정 의자[23]', 들어가기만 해도 살

---

23 골반을 바른 위치로 돌려놓으면 지방의 축적을 방지해 준다고 해 화제를 모았다. '앉기만 해도 비틀어진 골반을 교정해 준다'라는 것이 세일즈 포인트이다.

이 빠지는 '돔 사우나[24]', 센서만 붙여 두면 복근이 생기는 'EMS 머신[25]', 마시기만 해도 몸무게가 주는 '다이어트 음료[26]' 등 다양한 다이어트 상품이 홈쇼핑 채널에서 소개되었습니다. 당연히 저는 닥치는 대로 사들였지요.

"복부에 찰싹 붙여 두기만 하면 멋진 식스팩을!"

"팔뚝 살에 붙이면 팔이 가늘어집니다!"

"허벅지에 감아 두면 눈 깜짝할 새에 늘씬한 다리로 변신!"

네, 모조리 사들였습니다. 복부용도 팔뚝용도 허벅지용도. 당시 제 방 안에는 부위별 '간단, 손쉽게, ○○하기만 하면 날씬해지는 머신'이 굴러다니고 있었습니다. 상당히 자리를 차지했기 때문에 기숙사의 좁은 방이 차츰 '살을 빼 주는 기구'에 점령되어 갔습니다. 효과가 없다고 판명되면 바로 어머니나 지인에게 주었습니다. 그리고 다시 새로운 것을 샀습니다. 어떻게든 편하게 살을 빼고 싶었거든요. 하지만 기구를 뱃살에 찰싹 붙인 채로 아이스크림을 먹어 대니 살은 당연히 빠지지 않았습니다.

---

24 집에서 사우나를 즐길 수 있게 만든 미니 사우나. 짧은 시간에 땀이 닿이 나 디톡스가 가능하다는 이유로 인기몰이를 했다.

25 EMS(Electrical Muscle Stimulation), 전극 패드를 살을 빼고 싶은 부위에 붙인 다음 전기 자극을 주어 근육을 단련시키는 기구이다.

26 식사 대용 다이어트 제품의 일종으로 주성분은 효소와 덱스트린이다. 며칠 동안 식사는 음료로만 해야 한다.

먹기만 해도 살이 빠진다고? '다이어트 보충제'

안과 의사가 된 지 2년쯤 되었을 때 저는 태반을 알게 되었습니다. 산부인과에 근무하셨던 아버지께서 사람의 태반에서 추출한 약을 사용하시는 걸 보고는 '50년 전부터 사람의 태반으로 만들어진 약이 의약품으로 인가를 받았다니' 하는 생각에 크게 흥미를 느끼게 되었지요.

포유류인 고릴라나 침팬지는 새끼를 출산하면 모유가 잘 나오게 하려고 태반을 먹기도 합니다. 저는 그 점에 주목했고 태반에 대해 더 깊이 있게 연구하고 싶어졌습니다. 그 후 저는 태반을 이용한 안티에이징 연구를 위해 교토의 한 대학으로 이동했습니다. 그리고 본격적으로 안티에이징을 공부하게 되었습니다.

저는 안티에이징 연구를 위해 미용 시술을 배우기로 했습니다. 물론 아버지께서는 반대하셨지만, 저는 배우고 싶다는 열망이 강했습니다. 그래서 아로마테라피와 에스테티션 학교에 다니며 시술 외에도 여러 가지를 더 공부했습니다. 저는 이때의 경험을 지금도 제 클리닉에서 잘 활용하고 있습니다.

다양한 경험이 중요하기에 당시 저는 수많은 에스테틱 살롱에 손님으로 드나들었습니다. 살이 빠지는 메뉴는 전부 신청했고, 당시 인기 있던 에스테틱 살롱에 모두 다녀 봤다고 해도 과언이 아닐

정도였지요. 많은 수만큼이나 에스테틱 살롱마다 프로그램이 다양했습니다. 살을 빼 주는 보충제와 다이어트 용품을 강매하는 곳이 있는가 하면 헌신적으로 상담해 주는 곳도 있었고, 에스테티션의 기술에 따라 결과가 전혀 달랐던 적도 있었습니다.

살을 빼 주는 에스테틱 관리를 받으면 기분이 좋고 몸무게가 줄어듭니다. 단, 계속 다니지 않으면 의미가 없습니다. 잠깐 가지 않게 되면 바로 몸무게가 늘어나기에 꾸준히 다녀야 합니다.

그때 저는 에스테틱 살롱에서 권했던 '다이어트 보충제[27]'도 먹어 보았습니다. 하지만 보충제에는 문제가 있습니다. 약 속에 지용성 비타민이 들어 있는 경우가 많고 지용성 비타민은 간에 쌓이기 쉽습니다. 그래서 보충제를 너무 많이 섭취하면 간 기능이 저하되고 대사가 나빠져 내장에 지방이 붙기 쉽습니다.

제 경우에는 가격과 비교했을 때 효과가 크지 않아 그만두었습니다. 의사의 관점에서 말하자면, 비싼 다이어트 보충제를 사느니 무첨가 조미료로 조리한 영양가 높은 식품을 적절히 섭취하는 편이 더 확실하고 건강하게 살을 뺄 수 있습니다.

---

27 지방 연소 효과가 있는 성분의 보충제로 식전이나 식후에 섭취하면 지방 흡수를 억제하는 타입이 많다. 드럭스토어나 에스테틱 살롱 등에서 주로 판매하며 고가 제품부터 저렴한 제품까지 종류가 다양하다.

'슬리밍 화장품' 열풍

제가 20대 후반이었을 당시에는 '슬리밍 화장품[28]'이 크게 유행했습니다. 가장 화제가 된 건 크리스찬 디올의 스벨트 Svelte 가 아닐까요? 물론 저도 구입했지요. 아마 2~3개는 썼던 것 같습니다. 피부가 매끄러워지는 듯했지만, 그리 극적인 효과는 나타나지 않았습니다.

스벨트가 유명세를 치르자 '살 빠지는 비누'나 '살 빠지는 크림' 등이 앞다퉈 발매되었고, 저 또한 혹시나 하는 마음에 몇 개 사 봤습니다. 하지만 '붙이기만'과 마찬가지로 '바르기만'으로 살을 빼기란 상당히 어려운 일이더군요. 다만 새로운 화장품을 뜯을 때 여성의 마음을 설레게 하는 효과가 있을 수는 있겠네요.

20대를 통틀어 가장 이상적 몸무게가 되다!
'웨딩 다이어트'

20대 시절을 통틀어 제 몸무게가 가장 낮았던 적은 29세 때입니다. 저는 그때 결혼했고 상대는 대학 시절 처음으로 사귀었던 남자

---

28 '제품을 바르거나 씻기만 해도 살이 빠진다'라고 하여 인기를 끌었지만 실제로는 셀룰라이트 생성을 방지하고 매끄러운 피부를 얻기 위한 제품이다.

친구였습니다. 저는 그와 11년이나 사귀었지요. 그렇게 긴 시간 교제한 남자친구였음에도 부모님께서는 둘만 여행을 가서는 안 된다는 등 여전히 엄격하셨습니다. 그러던 차에 남자친구가 미국으로 유학을 가게 되었고, 저도 그와 함께 유학을 가려고 하다가 그와 결혼하게 되었습니다. "함께 살고 싶으면 혼인신고를 해라"라는 부모님의 통보가 있었기 때문이지요.

어찌어찌하여 결정된 결혼이었지만, 막상 하려고 보니 결혼식 준비로 미친 듯이 바빠졌습니다. 둘 다 지인도 친척도 많았기에 결혼식의 규모는 커질 수밖에 없었습니다. 많은 하객 앞에서 추한 몸을 보일 수 없다는 생각에 저는 진지하게 '웨딩 다이어트[29]'에 돌입했고요. 평소의 저답지 않게 저는 신부 전문 에스테틱 살롱에 착실하게 다녔고, 베스트 몸무게인 51kg의 몸으로 결혼식을 치를 수 있었습니다.

이러니저러니 해도 20대 때는 연애 덕분에 살이 가장 많이 빠졌다는 느낌입니다. 사랑에 빠진 여성의 힘은 참 대단합니다. 때문에 결혼 후 연정을 잊어버린 30대 때의 제 체형이 위험수위에 이른 것이겠죠.

---

29 결혼식에 대비한 다이어트. 몸의 노출 부위를 집중적으로 관리하는 사람도 있다. 신부 전문 에스테틱 살롱을 이용하는 경우도 많다.

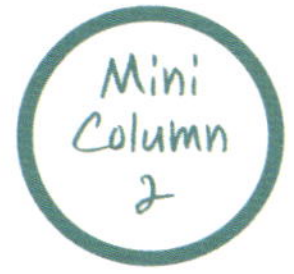

다이어트와 여성호르몬

**비관적 사고는 호르몬에 악영향을 미쳐
살이 찌는 체질로 바꾼다!**

일반적으로 배란 후부터 생리 전까지는 여성호르몬인 프로게스테론 ^{Progesterone}의 분비가 늘어나 대사가 떨어져 살을 빼기 어렵습니다. 따라서 살을 빼는 최적의 시기는 생리가 끝난 날부터 배란일까지입니다. 대사 조절에 중요한 역할을 하는 에스트로겐 ^{Estrogen}이 분비되어 지방을 태우기 쉬운 시기이지요. 이처럼 여성호르몬은 다이어트와 밀접한 관계가 있습니다.

여성호르몬은 심리적 요인에도 큰 영향을 받습니다. 비관적 사고를 품은 채 다이어트를 하면 스트레스 호르몬인 코르티솔 ^{Cortisol}이 늘어나 대사가 떨어져 점점 살이 찌기 쉬운 체질이 되어 버립니다. '다이어트를 하는데도 살이 빠지지 않는다'라는 스트레스 탓에 호르몬이 흐트러지고 더욱 살을 빼기 힘들어지는 악순환이 이어지는 것이지요. 그러니 호르몬의 안정을 위해서라도 다이어트를 할 때는 체중계에 올라가지 마십시오. 저는 체중계 대신 전신 거울을 곁에 두고 숫자가 아닌 제 몸을 직접 관찰합니다. 그러면 살이 찐 부위를 눈으로 볼 수 있으니 그 부위를 중점적으로 스트레칭 합니다. 그 결과 눈에 띄게 체형이 변화했으며 긍정적인 기분이 되었지요. 덕분에 행복 호르몬인 세로토닌 ^{Serotonin}도 분비돼 "예뻐졌다"라는 말을 듣게 되었습니다.

Chapter 3

나의 다이어트 암흑기

살을 빼다
쓰러진 뒤
요요 현상을 겪다

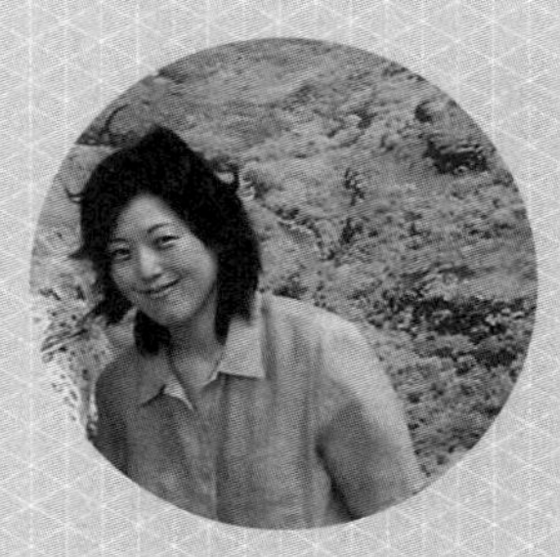

고된 수련의 시절 ~ 결혼 ~ 미국 유학까지!
단숨에 살이 찐
나의 30대 전반기!

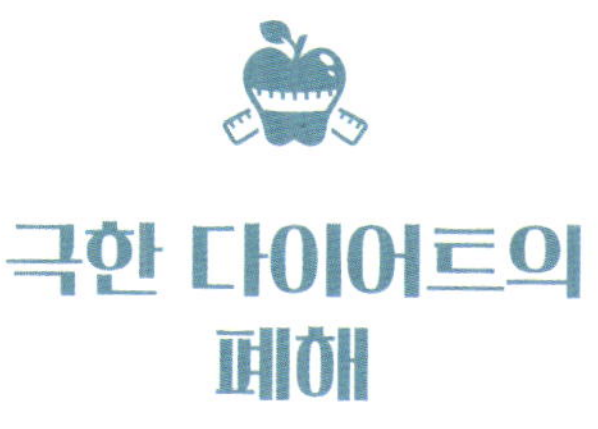

극한 다이어트의 폐해

내 인생 최고 몸무게를 기록하다

결혼하고 얼마 되지 않아 저는 남편과 함께 뉴욕으로 유학을 떠났습니다. 망막에 있는 로돕신을 공부하기 위해서였지요. 안티에이징 관점에서 미국의 미용 전문 의료 방식도 배우고 싶었고요.

결혼 직후에는 시어머니와 함께 살았으니 처음으로 남편과 둘만의 생활을 하게 된 셈이지만, 저희는 딱히 신혼의 달콤함을 느낄 여유가 없었습니다. 둘 다 각자의 연구로 바빴고, 저는 일본에서 하는 일이 있어 뉴욕과 일본을 자주 오갔기 때문이지요.

상황이 이렇다 보니 미국에 온 초기에는 결혼식 당시의 몸매를 유지했습니다. 하지만 그곳은 미국입니다. 일본에는 없는 큰 사이즈의 고열량 음식이 소용돌이치는 나라! 초등학교 때 처음 와 보고는 꿈의 나라라고 생각했던 장소에 저는 어느 정도 경제력을 갖추고 자유도 있는 성인이 되어 다시 돌아온 것입니다. 그러니 결혼식 때까지 참고 있던 식욕이 부활하는 데는 그리 긴 시간이 걸리지 않았습니다.

가장 먼저 하겐다즈 아이스크림에 빠졌습니다. 재수생 시절 제 유일한 즐거움이었던 하겐다즈를 일본에서는 상상도 못할 저렴한 가격으로 미국에서는 살 수 있었고, 게다가 컸습니다! 일본에서는 본 적도 없는 사이즈의 통이 당시 2달러 정도였으니 말 다 한 거지요. 또한 일본에서는 가격 부담 때문에라도 조금씩 아껴 먹었지만, 미국에서는 그럴 필요가 없었습니다. 밤마다 아이스크림 통을 끌어안은 채 큰 숟가락으로 게걸스럽게 먹어 치웠지요. 그릇에 따로 덜지 않고도 통의 절반은 거뜬하게 비우곤 했습니다. 남은 절반은 다음 날 또 먹었고요. 즉, 이틀에 1파인트를 먹은 셈인데, 나중에는 하루에 1파인트를 먹었습니다. 다들 아시다시피 아이스크림의 성분은 대부분 당질입니다. 신진대사가 느려지는 밤에, 그것도 당질을 듬뿍 섭취하면(그것도 매일!) 살이 안 찔 수가 없지요.

업무가 바빠 짬짬이 패스트푸드로 점심 식사를 때우는 일도 잦았는데, 미국의 음식은 뭐든지 사이즈가 컸습니다. 자주 가던 버거킹의 햄버거 사이즈와 사이드 메뉴인 감자튀김의 양은 일본의 2배

이상이었습니다. 게다가 맛도 있었고요! '이건 너무 많네. 남기자'라고 생각한 것도 잠시, 정신이 들면 전부 먹은 상태였습니다. 참고로 감자는 기름에 튀기면 당화가 진행되므로 다이어트의 천적입니다. 하지만 너무 맛이 좋아 멈출 수가 없었습니다.

저녁은 스테이크 하우스에서 해결했습니다. 그곳에서는 가장 작은 사이즈를 시켜도 제 얼굴만 한 고깃덩이가 나왔습니다. 그리고 고기 옆에는 역시 감자튀김 같은 사이드 메뉴가 딸려 있었지요. 사워크림이나 버터를 잔뜩 얹어서요. 그 맛에 중독되어 저는 차마 나이프와 포크를 놓지 못했습니다.

처음에는 "너무 커. 못 먹겠어"라고 투정하며 시킨 음식의 3분의 1밖에 먹지 못했지만, 어느새 그게 2분의 1이 되었고, 언제부터인가는 다 먹는 게 당연해졌습니다. 거기다 주변 사람들도 거대한 고기를 먹고 있어 '내가 지금 너무 많이 먹는 게 아닐까?' 하는 죄책감도 사라져 버렸습니다. 미국인들은 기름기가 많은 설로인 부위를 많이 먹습니다. 게다가 버터나 크림 같은 식재료까지 첨가하니 그야말로 열량 덩어리이지요. 그걸 신진대사가 느려지는 밤에 먹었기 때문에 음식이 제대로 소화되지 못하고 지질로 변해 몸에 축적된 것입니다.

그리고 결혼 전까지만 해도 남편에게 예쁘게 보이고 싶은 마음에 소식했지만, 결혼 후에는 거리낌 없이 먹게 된 것 또한 제 식사량이 늘어난 중요한 이유입니다. 게다가 낯선 땅에서 어려운 연구를 한다는 스트레스도 분명 있었지요. 당시의 저는 그야말로 넋을 놓고 먹어 댔습니다.

그 결과 저는 미국에 온 지 고작 석 달 만에 몸무게가 훌쩍 불었고, 2년간의 유학 생활 동안 총 17kg이 증가했습니다. 약 4~5세 정도 아이의 평균 몸무게만큼 늘어난 것입니다. 남편도 이 시기에 살이 쪘지만 본인이 절제해 크게 늘지는 않았습니다.

아줌마가 되는 직선도로로 돌진하다

당시 제가 범한 또 하나의 잘못은 '제 여성성을 내버린' 것입니다. 결혼 후에는 이성의 시선을 의식하지 않게 된 것이지요. 업무 때문에 일본에 일시 귀국할 때마다 남성 직장 동료나 친구들은 제게 "살쪘다"라든가 "인격이 생겼네"라든가 "아줌마 다 됐네!" 등의 신랄한 말을 했습니다. 그럴 때마다 저는 제 배를 두들기며 "인격이 흘러넘치지?"라고 말해 그들을 웃기곤 했지요. 내성적이고 자기 의견도 잘 말하지 못했던 제가 똥배를 팡팡 두들기며 남자를 웃기는 날이 올 줄이야! 하지만 그때는 정말 남성의 시선 같은 건 아무래도 좋았습니다. 살이 찌든 아줌마 같든 일만 제대로 하면 그만이라고 생각했지요.

이 무렵에는 재생 의료가 일본에서 주목을 받아 그에 따른 연구도 왕성했습니다. 그래서 저는 뉴욕과 일본을 오가며 지인이 하는 각막 재생 의료 연구와 사업을 도왔습니다. 그렇게 유학 생활이 2년째에 접어들던 해, 남편이 오사카대학의 연구원으로 근무하게 되어 우리는 귀국하게 되었습니다. 그리고 제 근무지는 교토라 남편과 별거를 했지요.

돌이켜 생각해 보면 우리 부부에게 최우선은 늘 일이었습니다. 가정은 뒷전이었죠. 부부만의 시간을 갖는 것보다 서로의 업무 시간을 확보하는 것이 더 중요했습니다. 물론 일본으로 돌아온 직후에는 저도 교토에서 오사카로 통근해 보려 노력했지만, 교통 체증이 심한 교토에서 자가용 통근을 하기란 생각처럼 쉽지 않았습니다. 게다가 일이 바빠 귀가 시간도 점점 늦어졌지요. 결국 오사카르 돌아가지 못하는 날을 대비해 3평짜리 작은 방을 빌렸습니다. 그야말로 잠만 자기 위한 방이었지요. 하지만 언제부터인가 오사카의 집보다 그 방에서 자는 날이 늘어났습니다. 결국 저는 교토에서 살기로 결심했고, 저와 남편은 결혼 3년 만에 장거리 부부가 되었습니다. 그래도 휴가 때마다 오사카와 교토를 오가며 종종 만나곤 했습니다.

당질 제한 다이어트로 단숨에 14kg을 감량하다

아줌마 체형인 채로 업무에 매진했지만, 미국과 달리 일본에는 날씬한 사람이 많습니다. 뉴욕에서 불어난 17kg이 여전히 몸에 붙은 그대로였기에 제 몸은 어딜 가나 눈에 띄었습니다. 그래서 저는 오랜만에 다이어트를 하기로 마음먹었습니다. 제 다이어터 혼이 부활한 것입니다.

하지만 바쁜 일상 탓에 에스테틱 살롱이나 피트니스 클럽에 다니기는 어려웠습니다. 단기간에 결과를 내고 싶었던 제 눈에 '당질 제한 다이어트[30]'가 들어왔습니다. 로버트 앳킨스 Robert Coleman Atkins, 1930-2003 박사가 고안하여 '앳킨스 다이어트'로 불리기도 하지요.

당질 제한 다이어트는 탄수화물의 섭취를 극단적으로 줄이면, 몸이 모자란 당분 대신 지방을 체내 에너지원으로 써 자연스레 체지방을 줄일 수 있다는 이론입니다. 미국에서 큰 반향을 일으켰지요.

그래서 이번에는 이 다이어트를 시도해 보기로 했습니다. 밥, 빵, 국수, 설탕이나 밀가루로 만든 과자 같은 탄수화물 음식을 절대

---

30 당질을 섭취하지 않는 다이어트. 탄수화물 섭취를 제한하고 고단백질인 고기와 생선, 채소를 주로 먹는 단순한 방식이다. 열량 제한이 없어 만복감을 느끼기 쉽고 꾸준히 하기 쉬운 다이어트로 인기를 얻었다.

먹지 않는 대신 그 이외에는 뭐든 먹어도 좋다는 점이 매력적이었습니다. 제가 이 다이어트를 고른 이유도 탄수화물 음식을 먹지 않는 대신 좋아하는 고기를 실컷 먹을 수 있다는 것이었지요. 원래 숯불갈비를 좋아하니 슈퍼에서 고기를 잔뜩 사 와 프라이팬에 고기 양면을 굽고 양념갈비 소스를 잔뜩 뿌리면 음식 또한 간단하게 완성되고요.

'탄수화물 음식을 먹지 않으면 괜찮다'라는 마음에서 양을 제한하지 않고 점보 팩으로 사 온 고기를 하루 만에 다 먹어 치웠습니다. 붉은 살보다 비계를 더 좋아해 지방이 많은 곱창도 자주 먹었습니다. 간사이 지방에서 인기를 누렸던 고탯쨩こてっちゃん이라는 곱창구이용 양념을 잔뜩 버무린 걸 특히 좋아했지요. 그러자 고작 반년 만에 14kg이 빠졌습니다. 보디라인도 변해 일반 체형으로 되돌아왔고요.

당질 제한 다이어트의 매력은 탄수화물을 제한함으로써 몸무게가 엄청나게 줄어든다는 점입니다. 그러면 이 다이어트를 하는 사람은 효과가 바로 나타난 것에 즐거워지고 더 하고 싶다고 생각하게 됩니다. 저도 어느 정도는 좋아하는 걸 먹을 수 있어 그리 힘들다는 생각이 들지 않았기에, 거의 예전 몸무게로 돌아왔음에도 3년 동안 당질 제한 다이어트를 계속했습니다.

극단적인 당질 제한 다이어트로 뇌경색 직전에 이르다

당질 제한 다이어트를 시작한 지 3년이 되던 36세 때 제게 위기가 닥쳤습니다. 어느 날 아침에 눈을 떠 보니 몸 오른쪽이 전혀 움직이지 않았습니다. 침대에서 일어날 수도 구급차를 부를 수도 없었지요. 이거 야단났구나 싶었습니다.

실은 당시 몇 달 전부터 잠기운이 가시지 않고 머릿속이 멍해지는 상황에 종종 맞닥뜨렸습니다. 중요한 회의 중에도 연신 고개를 꾸벅거리며 졸곤 했지요. 잠자는 병에 걸렸나 싶을 만큼 졸음을 참을 수 없었습니다. 간혹 몸이 가볍게 마비되는 증상이 있었지만, 20대 후반에 당한 교통사고로 생긴 경추증[목뼈 관련 증상]이 원인이라고 생각했습니다.

중이 제 머리를 못 깎듯 저는 직업이 의사임에도 정작 제 몸을 돌보지 못했습니다. 상태가 이상하다는 걸 분명 느꼈음에도 병원에 가거나 검사를 하지 않았지요. 조금씩 몸 상태가 나빠지는 걸 알면서도 내버려 뒀던 그간의 저를 잘 알기에, 당시 저는 '이건 큰 병의 조짐일지도 모른다'라는 생각에 너무나 불안했습니다.

다행히 침대에 가만히 누워 있는 동안 조금씩 마비가 풀렸고 마비가 풀린 즉시 병원으로 갔습니다. 검사 결과는 '일과성 뇌 허혈 발작'이었습니다. 뇌로 가는 혈액의 흐름이 일시적으로 나빠져 운동

마비나 감각 장애를 불러일으키는 병증이지요. 이름 그대로 병증은 일과성으로 사라지지만, 이 증상이 반복되면 뇌경색으로 이어지기도 합니다.

이 병증을 불러일으킨 원인은 과도한 당질 제한이었습니다. 뇌세포의 에너지원은 당질입니다. 이것을 극도로 제한한 채 지방이나 단백질을 과잉 섭취하면, 최악의 경우 동맥경화가 오기도 합니다. 이외에도 중성지방의 수치가 기준치보다 높고, 당질 제한을 시작하기 전보다 훨씬 상승했다는 사실이 혈액 검사로 밝혀졌습니다. 제가 육류를 많이 먹다 보니 지질 섭취가 과해져 지질 이상이 온 것이지요. 몸무게가 줄고 살은 빠졌으나 지질이 늘어난 체내는 나쁜 콜레스테롤 LDL cholesterol 로 가득 찬 상태였습니다.

돌이켜 보면 이 무렵에는 체취도 신경 쓰였습니다. 제 땀 냄새나 체취가 이전과 다르게 느껴졌지요. 이 또한 당질 제한이 원인으로 신체의 에너지원인 당이 부족해지는 바람에 케톤체 Ketone body 라는 물질이 생성되었고, 여기 포함된 아세톤 Aceton 냄새 때문에 체취와 구취, 땀 냄새가 고약해지는 증상이 나타난 것입니다. 설령 살이 빠져도 체취나 구취가 난다면 무슨 소용이 있을까요!

이 사건을 계기로 저는 당질 제한 다이어트를 그만두고 탄수화물을 제대로 섭취하는 평범한 식생활로 돌아오게 되었습니다. 여러분이 명심하셨으면 하는데, 저는 과도한 당질 제한 다이어트를 절대로 추천하지 않습니다.

당질 제한 다이어트를 영리하게 하려면 포인트를 알아야 합니다. 당질 섭취를 완전히 배제하는 것이 아니라, 혈당치가 빠르게 올라가지 않도록 당질 섭취를 적절하게 조절하는 것이지요. 그래서 저는 오전 중이나 낮 동안에는 과자 같은 탄수화물 식품을 먹지만 저녁때는 입에도 대지 않습니다. 즉, 먹는 순서와 시간을 고려해 당질을 섭취합니다.

당질 제한 다이어트를 그만두자
무려 17kg이나 증가하다

당질 제한 다이어트로 저는 14kg이 빠져(결과적으로는 주름이 늘고 몸도 상했지만……) 날씬한 체형이 되었지만, 식생활을 원래대로 되돌리자 몸무게는 조금씩 증가해 갔습니다. 요요 현상 역시 당질 제한 다이어트의 특징입니다. 다시 말해, 식사 제한만으로 몸무게를 줄이는 다이어트는 그만두는 순간 빠르게 원상 복구됩니다. 단기간에 편하게 살을 뺄수록 요요 현상도 빨리 찾아온다는 뜻이지요.

당질 제한 다이어트를 그만둔 뒤, 저는 평소 좋아하던 파스타 같은 면류를 다시 먹었습니다. 바쁠 때는 컵라면(일단 열량이 낮은 걸 골랐지만요)에 끓는 물을 부어 3분 이상 두었다가 면이 국물을 잔뜩 흡수해 흐물흐물해진 상태에서 먹는 것이 너무 좋았습니다. 하지만 이렇게 조리하면 화학조미료와 기름이 든 국물을 면에 잔뜩 배게 해 먹는 셈이니, 국둘을 전부 들이켜는 것과 마찬가지로 건강과 몸무게에 악영향을 미칩니다.

그리고 냉동 파스타 등의 냉동식품도 자주 먹었는데, 이것 역시 살을 찌게 만드는 원흉입니다. 대다수 냉동식품에는 부기의 원인이 되는 첨가물이나 화학조미료가 많이 함유되어 있어, 그것들이 몸에 들어오면 호르몬의 움직임을 방해하고 면역력을 떨어뜨립니다. 또한 첨가물을 소비할 때 미네랄이 대량으로 필요하므로 미네랄 균형이 깨져 짜증과 우울증을 일으킨다고도 합니다. 편중된 식생활은 살이 찌는 체질을 만들지요.

이 당시 저는 그때까지의 인생에서 가장 바쁘고 정신없는 나날을 보내고 있었습니다. 30대 중반은 대개 자신의 노력이 꽃피고 어느 정도 중임을 맡게 되는 시기일 겁니다. 저도 예외는 아닌지라 근무처인 병원의 관리직에 오르기도 했습니다. 그러다 보니 아침 7시에 병원으로 출근해 새벽 1시가 되어 퇴근하는 경우도 잦았지요. 이

시기의 저는 일 말고는 아무것도 생각하지 못했습니다. 화장도 하지 않았고 멋 부리기 따위도 먼 옛날의 이야기였습니다. 그저 먹는 것만이 제 유일한 즐거움이었습니다.

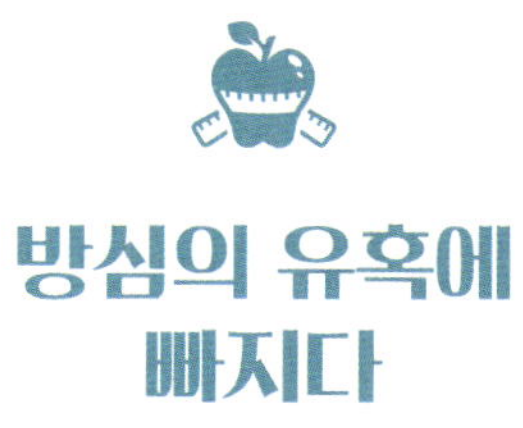

방심의 유혹에
빠지다

뷔페에서 본전을 뽑을 때까지 계속 먹다

당시 해외 학회가 많아 저는 전 세계를 누볐습니다. 이러면 몸이 마를 것 같지만 현실은 정반대였습니다. 학회는 라스베이거스 등 미주 지역에서도 자주 열렸고, 저는 또다시 살이 찌는 식사를 하게 되었습니다. 뒷간에 갈 적 마음 다르고 나올 적 마음 다르다고 눈앞에 정크 푸드가 등장하면 족족 먹어 버렸지요. 특히 당시 묵던 호텔의 아침과 저녁 시간에 나오는 뷔페 스타일 요리에 푹 빠졌습니다. 라스베이거스에는 카지노가 있어 전 세계 사람들이 방문하기 때문에 뷔페 메뉴가 참 다채로웠거든요. 뷔페에는 일식, 중식, 한식, 프랑스 요리 등 여러 나라 요리가 잔뜩 나오고 시간제한도 없어 느긋하게 즐길 수 있었습니다.

뷔페에 들어서면 대부분 사람은 본전 생각을 하게 됩니다. 그래서 배가 부른데도 더 먹으려 들지요. 만약 뷔페에 시간제한이 없으면 더욱 좋지 않습니다. 배가 부르면 꺼지기를 조금 기다렸다가 다시 먹을 수 있기 때문입니다. 저는 평균적으로 요리를 산처럼 쌓은 접시 5개를 거뜬히 비우곤 했습니다.

해외 출장의 달콤한 덫은 호텔의 식탁에만 놓여 있지 않았습니다. 그것은 공항 선물 가판대에도 도사리고 있었지요. 저는 일본에서 출국할 때마다 국제공항에서 파는 고추냉이 맛 피스타치오 스낵 과자를 대형 사이즈로 샀습니다. 그리고 호텔에 들어가면 그걸 제 옆에 둔 채 일을 하면서 먹었지요. 저도 모르는 사이에 다 먹어 치우게 되는 '겸사겸사 먹기'는 대단히 위험합니다.

또 귀국할 때는 공항에서 간식을 잔뜩 사 가는 게 기본이었습니다. 저는 초콜릿과 비스킷을 자주 샀고(물론 죄다 미국 사이즈였습니다), 그걸 사서 집으로 돌아간 뒤 한 번 포장을 뜯으면 다 없어질 때까지 먹었습니다. 이 버릇만큼은 잘 고쳐지지 않아 현재도 저는 과자를 잘게 나눠서 가지고 다닙니다.

자가용 통근의 덫, 과식을 부르는 겸사겸사 먹기

이 시절, 저는 집에서 차로 2시간 걸리는 병원에서 근무했습니다. 전철도 없고 저녁에는 버스도 끊기는 시골에 있는 병원이라 자가용으로 장거리 통근을 해야 했는데, 이게 또 제 몸무게 증가에 크게 한몫했습니다. 매일 편도 2시간, 왕복 4시간의 운전은 상당한 스트레스입니다. 더구나 업무 중에는 바빠 식사를 할 짬이 안 나, 차 안이 제 식당이 되었습니다.

아침에는 출근 시간이 아슬아슬할 때까지 자다가 일어나 아침 식사를 거르고 차에 올라타 병원으로 향했습니다. 근무를 마치고 돌아오는 차 안에서는 저녁 식사를 했습니다. 메뉴는 편의점에서 판매하는 프라이드치킨과 감자튀김, 카망베르 치즈 6조각이었지요. 디저트 역시 편의점에서 푸딩이나 슈크림, 제가 사랑하는 피노 Pino 아이스크림(피노는 미니 팩이 아니라 커다란 패밀리용 팩이었습니다)을 구매해 산 지 2시간 안에 먹어 치웠습니다.

운전하면서 하는 '겸사겸사 먹기'였으니 포만감은 없었고 '어라? 벌써 다 먹었어?' 같은 느낌만 받았습니다. 즉, '먹었다'라는 감각이 뇌에 전달되지 않은 것입니다. 그러니 집에 돌아오면 공복감을 느껴 다시 식사하게 됩니다. '제대로 된 식사는 하루 한 번밖에 안 하

는데 왜 살이 찌지?'라고 생각했을 정도였습니다. 차 안에서 겸사겸
사 먹은 건 전혀 고려하지 않는 태도였지요.

다이어트를 할 때는 '먹는 장소'도 중요합니다. 제대로 식
탁에 앉아 식사를 '섭취하는' 행위를 통해 음식과 마주하면
정신적으로도 포만감을 얻을 수 있기 때문입니다. 바쁘다는
이유로 컴퓨터 앞에서 먹거나 일을 하는 도중에 겸사겸사 먹으면
반드시 살이 찌게 됩니다.

비관적 사고방식과 스트레스는
못난이 호르몬을 꽃피운다

장거리 통근을 하면서부터 저는 상당한 스트레스를 받고 있었
습니다. 공사다망한 업무에 긴 운전 시간. 그리고 교통 체증…….
특히 차가 막힐 때는 차 안에 저 혼자라는 사실까지 더해져 심한 짜
증이 몰려왔습니다. 그래서 "또 정체야!", "짜증 나!", "아, 힘들어!",
"돌겠네!" 등의 비관적인 말을 종종 쏟곤 했습니다.

스트레스가 폭식으로 이어진다는 건 여러 번 말씀드렸지만, 실
은 스트레스 자체도 살이 찌는 요인입니다. 스트레스를 느꼈을
때 분비되는 코르티솔 Cortisol 이라는 스트레스 호르몬이 체내

코르티솔은 안티에이징 분야에서도 주목받고 있는 호르몬입니다. 코르티솔이 과잉 분비되면 쉽게 피곤해지고, 의욕이 나지 않고, 우울증에 가까운 증상이 나타나며, 노화 현상을 일으킵니다. 하지만 "스트레스를 가능한 한 받지 않게 생활하자"라고 말해 봤자 바쁜 현대사회에서 스트레스와 연이 없는 생활을 보내기란 불가능에 가깝습니다.

그래서 저는 스트레스의 영향을 줄이는 요령을 여러분께 알려 드리려 합니다. 그것은 바로 장 속 환경의 정돈입니다. 제2의 뇌라고 불리는 장 속에는 뇌 속 호르몬인 세로토닌 Serotonin이라는, 코르티솔과 반대 역할을 하는 행복 호르몬이 95퍼센트나 분비됩니다.

그리고 우리의 장 속에는 400종, 100조 개의 세균이 존재하며 그것들은 선옥 균, 악옥 균, 기회 균 등으로 나뉩니다. 선옥 균과 악옥 균은 들어 보셨어도 기회 균은 처음 들어 보는 분이 많으시죠? 기회 균은 어느 균에도 속하지 않지만 몸 안에 악옥 균이 늘어나면 악옥 균에, 선옥 균이 늘어나면 선옥 균에 붙는 성질이 있습니다. 따라서 기회 균이 선옥 균에 붙도록 유도하면 장 속 환경을 바람직하게 개선할 수 있습니다.

기회 균 중 다이어트에 효과가 있는 균은 '날씬 균'이라고도 불리는 박테로이데스 ^{Bacteroides}입니다. 박테로이데스는 지방이 지방 세포로 운반되는 걸 막고 근육으로 보내 에너지로 바꾸는 작용을 합니다. 그러니 박테로이데스를 늘려 주는 식품을 평소에 자주 섭취하세요. 채소, 버섯과 요거트 등 유산균이 든 식품에 이런 효과가 있으니 자주 섭취하면 스트레스에 지지 않는, 살 빠지는 체질로 바뀝니다.

OO 다이어트의 두 얼굴
Part 2

가장 힘들었던 '단식 다이어트'

당시의 저는 장 속 환경 개선은 생각지도 못했고, 다시금 다이어 터로 돌아가 각양각색의 다이어트에 도전하는 나날만 이어 갔습니 다. 그중 가장 힘들었던 건 '단식 다이어트[31]'였습니다. 하지만 제대 로 된 단식 전문 시설에서 시도한 것이 아니라 통신판매로 구매한 다이어트 음료만 마셨습니다. 이틀 동안 물과 음료만 마셔야 하는 수상쩍은 방식이었지요.

저는 이틀 휴가를 내 단식 다이어트에 도전했습니다. 난소화성

---

31 운동선수와 연예인들이 단기간 단식하여 체내 환경을 청소하려는 의도로 하는 다이어트. 물고 효소 음료만 마시면서 겨칠 동안 단식을 하면 장 속이 청소된다. 하지만 단식 후의 식사에 주 의를 기울이지 않으면 쉽게 요요 현상이 온다.

덱스트린 Dextrin이 함유된 분말을 물에 녹여 하루 세 번 마시는 방식인데, 분말이 잘 녹지 않아 콜록거리며 마셨던 기억이 납니다. 난소화성 덱스트린에는 지방 흡수를 억제하는 효과가 있으며 몇몇 보건용 식품에도 들어 있습니다. 하지만 제가 마신 다이어트 분말에는 그 외 다른 것들도 많이 들어 있었는지, 마시면 엄청난 양의 변이 배출됐습니다. 설사약과 비슷한 감각이었지요. 음료 말고는 아무것도 먹을 수 없어 무척 힘들고 신경도 날카로워졌습니다. 배출량이 많아 일시적으로는 살이 빠졌지만 금세 원래 몸무게로 돌아왔고요.

단식 다이어트의 요요 현상이 빠른 데는 이유가 있습니다. 식사를 하지 않아 대사가 떨어져 있을 때 갑자기 음식이 들어오면, 몸은 흡수율을 높여 들어온 음식을 지방으로 축적하려 하기 때문입니다. 그러니 단식 다이어트 이후에는 회복식을 어떻게 먹느냐가 무척 중요합니다. 갑자기 고형 상태의 탄수화물 음식을 섭취해서는 절대 안 됩니다. 채소 주스나 건더기가 없는 된장국 등을 마시다 조금씩 고형 음식으로 바꾸어 가야 합니다. 저처럼 '드디어 끝났다! 파스타 먹자!' 하는 타입이 단식 다이어트를 하면 십중팔구 요요 현상에 시달리게 됩니다.

비용이 만만찮은 '한 끼 대용 다이어트'

단식이 너무 버거워 이번엔 저녁 식사만 다이어트 음료로 대신하는 '한 끼 대용 다이어트[32]'에 도전했습니다. 아침과 점심에는 평소처럼 먹을 수 있어 이 다이어트는 몇 달간 지속할 수 있었습니다. 덕분에 몸무게는 줄었고 복부 주변도 말끔해졌습니다.

이거라면 살을 뺄 수 있을 것 같았지만, 이 다이어트 음료가 상당히 비쌌습니다. 그리고 살이 조금 빠져 중간에 그만두자, 요요 현상은 단식 다이어트와 마찬가지로 빨리 찾아왔습니다.

부기로 못생김이 묻어나던 '제로 칼로리 다이어트'

당시 유행하던 '제로 칼로리 다이어트[33]'도 시도해 봤습니다. 음료와 초콜릿 같은 간식을 전부 제로 칼로리 제품으로 교체했지요. 결과적으로 부기가 심해져 오히려 살이 찌고 말았습니다. "제로 칼로리인데 왜 살이 찌는 거야!"라고 분개했지만, 사실 제로 칼로리 제품에는 인공감미료가 가득 들어 있습니다. 그래서 당분이 없어도

---

32 한 끼를 저열량 다이어트 식품으로 대신하는 다이어트. 나머지 끼니는 좋아하는 음식을 먹어도 되므로 다이어트를 이어 가기 비교적 쉽다.

33 제로 칼로리 제품은 인공감미료로 단맛을 첨가한 경우가 많다. 종류에 따라 설탕처럼 혈당치를 상승시켜 잉여 체지방을 축적시키기도 한다.

맛있게 느껴지지요.

인공감미료는 장 속 환경을 악화시키고 대사를 떨어뜨리기 때문에 부기가 생기기 쉬운 게 아닐까 추측해 봅니다. 또한 인공감미료에 포함된 아스파탐 Aspartame에는 발암 성분이 있어 건강 면에서도 결코 추천할 수 없습니다. 이스라엘의 바이츠만 과학연구소 팀은 동물 실험과 인체 실험을 통해 '아스파탐, 수크랄로스 Sucralose, 사카린 Saccharin'이라는 인공감미료 3종이 장 속 환경을 어지럽히고 내당능장애 [당뇨병 전 단계]를 일으킨다고 보고한 바 있습니다.

뛰어난 효과의 '엔더몰로지 다이어트'

이때부터 저는 다시 에스테틱 살롱에 드나들었는데, 그중 뛰어난 효과가 있었던 다이어트가 바로 '엔더몰로지 다이어트[34]'였습니다. 엔더몰로지는 청소기와 비슷한 구조의 흡입형 롤러로 전신을 주물러 피하지방을 풀어 주는 미용 요법입니다. 셀룰라이트를 제거하는 효과가 있지요. 림프샘의 흐름이 좋아지고, 팔뚝 살과 아랫배 그리고 다리 등 피하지방이 단단해진 부위를 풀어 주기 때문에 혈

---

34 롤러형 기구로 피부를 강하게 흡입하여 피하지방을 짓이기는 시술. '아프지만 효과가 있다', '셀룰라이트 대책'이라는 평을 받으며 인기를 끌었다.

액순환이 좋아지고 몸이 한결 편해집니다. 다만 케어를 받으려면 비용이 제법 듭니다.

비싼 돈을 들인 것에는 '보정 속옷 다이어트[35]'도 있습니다. 위아래 합쳐 70만 엔 정도 들었지요. 보정 속옷은 입는 데 시간이 오래 걸리며 착용감이 불편합니다. 착용하고 있는 동안의 압박감이 짜증을 쌓이게 해 스트레스 호르몬이 증가하는 것도 문제입니다. 또한 벗었을 때의 해방감이 과식까지 불러옵니다. 결국 몇 번 못 입고 옷장에 봉인됐습니다.

음료에 에스테틱 살롱에 보정 속옷……. '살을 빼려면 쭉 돈을 쏟아부어야 하나?'라는 생각에 만감이 교차했습니다. 하지만 전혀 그렇지 않습니다. 돈을 들이지 않고 일상생활에서 약간만 주의를 기울여도 살을 뺄 수 있습니다. 다만 제가 그걸 깨닫기까지 시간이 좀 걸렸을 뿐입니다. 돈이 들지 않는 다이어트를 모색하다 금단의 문을 열고 만 사건은 뒤에 말씀드릴게요.

---

35 체형을 아름답게 보이게 해 주는 속옷. 지속적인 착용을 통해 지방을 적절한 장소로 이동시키고 보디라인을 다듬는 게 목적이다.

나의
성공 다이어트
TOP 5

건강하고 예쁘게 살을 빼는 간단한 방법을 알려 드립니다!

이번 칼럼에서는 수많은 도전과 실패를 반복하던 제가 직접 시도해 본 뒤 좋았다고 느낀 다이어트를 소개해 드리겠습니다. 큰돈을 들이지 않고 간편하게 실천할 수 있는 다이어트이기도 합니다. 건강과 항산화 작용 등의 관점에서도 효과가 기대되니, 일상에서 하기 쉬운 것부터 시도해 보시기 바랍니다.

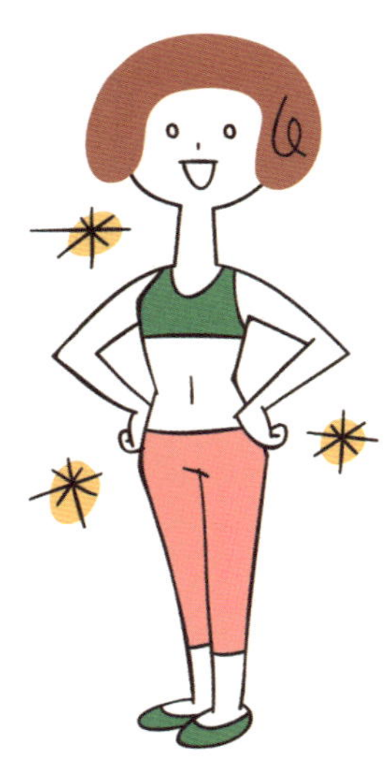

1. 그래놀라 다이어트

효과 ★★★★	요요 현상 ★☆☆☆
비용 ★★☆☆	몸에 좋은가 ★★★★

비타민과 미네랄 같은 영양소가 가득하고
피부 미용 효과까지 뛰어난 무적의 간식 & 식재료.

책 속에서도 여러 번 등장하는 그래놀라는 말린 과일과 잡곡이 섞여 있어 비타민과 미네랄이 풍부하며 영양 만점인 식품입니다. 또한 현미로 만든 현미 그래놀라는 GI Glycemic Index 지수가 낮으니 추천합니다. 단, 반드시 설탕이 들어 있지 않은 제품을 골라야 하고 먹는 방식도 신경 써야 합니다. 그래놀라의 영양 성분은 대부분이 탄수화물이라 설탕이 든 그래놀라 제품을 많이 먹으면 살이 찔 수밖에 없습니다. 어디까지나 간식으로 조금씩 먹는 게 살 빠지는 체질이 되는 포인트입니다.

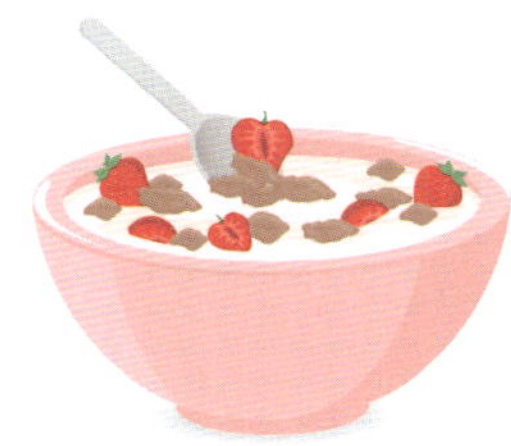

2. 셀러리 다이어트

효과 ★★★☆	요요 현상 ★★☆☆
비용 ★★☆☆	몸에 좋은가 ★★★★

식사할 때 함께 먹어 주면
변비 해소 & 스트레스 완화.

셀러리는 식이섬유와 칼륨이 풍부하여 디톡스 효과가 뛰어납니다. 그밖에도 셀러리에 들어 있는 비타민 B는 피로 해소와 스트레스 완화에 도움을 주고, 비타민 C는 피부 미용 및 안티에이징 효과까지 있어 만능 식재료라고 할 수 있지요. 특히 잎에 들어 있는 피라진 Pyrazine에 주목하세요. 셀러리에서 나는 독특한 향의 원인이기도 한 피라진은 혈액을 깨끗하게 해 주는 효과가 있습니다. 그러니 셀러리의 줄기뿐 아니라 잎까지 드시는 편이 좋습니다. 저는 고등학생 때 한 끼를 셀러리로만 먹는 다이어트를 하다 실패한 전적이 있는데요, 성인이 된 후 샐러드나 요리에 곁들여 먹으면서 셀러리의 효과를 실감하게 되었습니다.

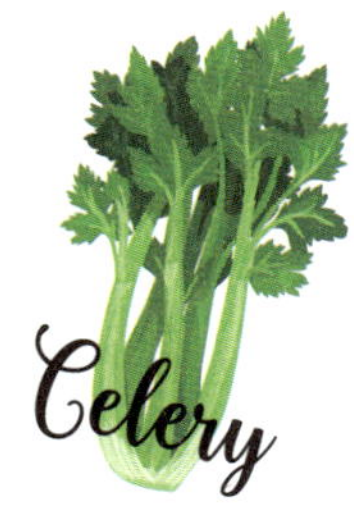

3. 마른오징어 다이어트

효과 ★★★☆	요요 현상 ★★☆☆
비용 ★★☆☆	몸에 좋은가 ★★★☆

꼭꼭 씹어 먹어야 하므로
얼굴이 작아지는 효과 & 회춘 호르몬 분비 촉진

턱을 쓰지 않으면 피부가 처집니다. 따라서 씹는 맛이 있는 마른 오징어를 먹으면 얼굴이 작아지는 효과를 기대할 수 있으며, 씹는 행위는 침 속에 있는 파로틴 Parotin이라는 회춘 호르몬 분비도 촉진합니다. 또한 오징어는 고단백에 저열량이라 다이어트 음식으로 안성맞춤입니다. 타우린 Taurine이 들어 있어 간 기능이 향상되며 콜레스테롤을 낮추는 작용도 하고요. 한 가지 조심해야 할 건 첨가물이 들어 있지 않은 오징어로 골라야 한다는 것입니다. 간혹 가미된 마른오징어도 있으니 잘 살펴보고 무첨가 제품을 선택하세요.

4. 루이보스 차

효과 ★★★☆	요요 현상 ★☆☆☆
비용 ★★☆☆	몸에 좋은가 ★★★★

다이어트 기간에 마시는 음료 중
가장 효과가 컸던 미용 음료.

저는 다이어트를 할 때 루이보스 차의 도움을 많이 받았습니다. 루이보스 차에 함유된 루테올린 Luteolin 과 퀘세틴 Quercetin 은 활성 산소를 제거하고 노화를 방지하는 작용을 하기 때문입니다. 또한 카페인이 없어 질 좋은 수면을 취할 수 있지요. 양질의 수면은 아름다운 피부를 만들어 주는 것은 물론, 식욕 억제 효과가 있는 호르몬인 렙틴 Leptin 의 분비를 촉진해 다이어트 효과를 높여 줍니다. 카페인을 낮 동안 섭취하는 건 괜찮으나, 숙면을 위해 17시 이후에는 섭취하지 마시기를 권합니다.

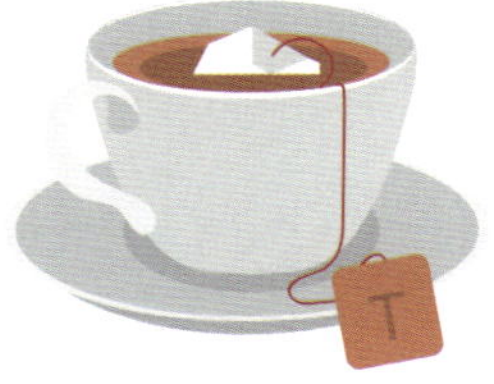

5. 한천 음료 다이어트

효과 ★★★★   요요 현상 ★★☆☆
비용 ★★☆☆   몸에 좋은가 ★★★☆

아랫배가 쏙 들어가고
피부도 더욱 아름다워짐.

저는 한천 음료를 간식에 도입해 큰 효과를 보았습니다. 단기간
에 2~3kg 감량에 성공했지요. 한천은 식이섬유가 매우 풍부한 식
품으로, 장 속 환경을 다스려 배변을 좋게 해 주어 볼록해진 아랫
배를 개선하는 효과가 있습니다. 그리고 한천에 든 아가로펙틴
Agaropectin이라는 성분은 콜라겐 파괴를 방지하는 작용을 해 미용
에 좋습니다. 저도 실제로 피부가 매끈매끈해졌지요. 출출할 때
는 한천 음료를 드셔 보세요.

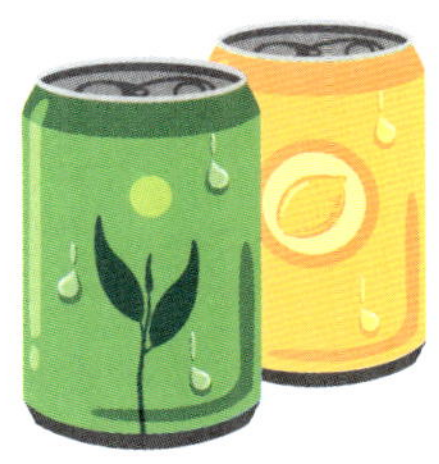

절대로 해서는 안 되는 '구토 다이어트'

당질 제한 다이어트와 돈을 들인 다이어트를 잇달아 실패하여 요요 현상이 발생하자, 저는 뭘 하면 좋을지 알 수 없게 되어 버렸습니다. 그리고 급기야 '먹은 걸 내보내면 된다'라고 생각해 금단의 '구토 다이어트[36]'를 시작하고 말았습니다.

저는 초등학생 시절 거식증을 앓았던 적이 있는데, 거식증에 시달렸던 사람이 과식증에 걸리는 경우가 꽤 많습니다. 제가 바로 좋은 예지요. 그전까지만 해도 아무리 살을 빼고 싶어도 토하는 짓은 하지 않았는데, 폭식이 너무 심해지자 화장실에서 먹은 것을 토하게 되었습니다. 그리고 이 다이어트의 무서움은 한 번 토해 버리면 굉장히 개운해져 다시 먹게 되는 데에 있습니다. 이를 반복하면 과식 구토가 되어 버립니다.

당시의 저는 과식 구토 상태에 돌입해 있었습니다. 편의점에서 도시락 3인분을 사거나 패스트푸드점에서 프라이드치킨과 햄버거 3인분을 사서 혼자 먹어 치웠으며, 대용량 과자를 앉은 자리에서 다 먹어 치운 다음 죄책감에 사로잡혀 토해 버렸습니다. 그다음 다른

---

36 '과식했다'라고 느끼면 토해서 열량을 억누르는 가장 위험한 다이어트. 거식증에 걸릴 위험이 있고 건강에도 큰 지장을 줄 수 있으므로 절대로 해서는 안 된다. 간편하기 때문인지 이런 위험한 다이어트를 하는 이들이 의외로 많다고 한다.

과자 봉지를 또 뜯는 무시무시한 루프에 빠져들었습니다.

과식 구토의 반복은 인체에 다양한 영향을 미칩니다. 토할 때 분비되는 위산 때문에 치아 표면의 에나멜이 녹거나, 위액이 배출될 때 수분과 미네랄도 동시에 빠져나와 몸이 붓고 피부가 거칠어지기도 합니다. 게다가 구토를 반복하면 위에서 식도로 역류 현상이 일어나 식도의 점막에 상처나 종양[역류성 식도염]이 생기기도 합니다.

이렇듯 구토 다이어트에는 장점이 하나도 없으며 몸무게도 줄지 않습니다. 먹은 걸 전부 토해 낼 수는 없기 때문입니다. 그리고 체내에 영양소가 공급되지 않아 피부와 머리카락이 푸석푸석해져 예쁜 모습과 거리가 먼 상태로 변해 버립니다.

이제 와 생각해 보면 먹는 것 외에도 취미나 즐거움이 있었다면 제가 그렇게까지는 되지 않았을 듯합니다. 그 시절에는 일이나 먹는 것 말고는 흥미가 없어 업무 스트레스를 전부 음식으로 풀고 있었던 게 아닐까 싶네요.

즉석 만두에 빠졌다가 림프샘이 붓다

다행히 과식 구토는 습관이 되지 않았고 몇 번 만에 끝낼 수 있었습니다. 그리고 얼마 후 저는 100엔 숍의 즉석 만두에 빠졌습니다. 제가 귀가할 때쯤이면 슈퍼가 문을 닫았고 당시 살던 아파트 근처에는 그 100엔 숍뿐이었는데, 식료품을 잘 갖춰 놓고 있어 무척 편리했기 때문입니다.

100엔 숍의 즉석 만두는 100엔 가격에 다섯 개나 들어 있어 저렴한데다 조리 방법이 간편했고(프라이팬에서 구울 필요 없이 전자레인지에 돌리기만 하면 되는 제품이었습니다) 맛도 좋아 마음에 쏙 들었습니다. 기름을 많이 쓰지 않아 열량도 적은 편이었죠. 대량으로 구입해 매일 밤 집에 돌아오면 한밤중에 만두를 데워 쌀밥과 함께 먹는 생활을 계속했습니다.

그러자 한 달 후 갑자기 전신의 림프샘이 부어 병원에 갔는데 원인은 불명이었습니다. 결국 일주일 정도 일을 쉬게 되었습니다. 실은 그때까지 일을 쉬어 본 적이 없었습니다. 상태가 안 좋아도 출근했다가 집에 와 열을 재 보면 39도나 되어 종종 쓰러지곤 했지요. 기본적으로 '나는 괜찮다'라는 정신으로 업무에 임했고, 신체 이상을 느껴도 억지로 일을 계속했습니다. 증상이 어지간히 심각하지 않으면 쉬는 일이 없는 제가 처음으로 가진 장기 휴가였습니다.

일주일이 지나자 부기는 어느 정도 가라앉았지만, 지금 생각해 보면 중국산 만두 살충제 파동이 있던 시기였습니다. 제가 먹던 만두도 중국산이었으니 '어쩌면……?' 하는 생각도 듭니다. 어찌 됐든 이 일을 계기로 같은 음식만 매일 연속으로 먹는 건 좋지 않다는 사실을 실감했고, 저는 즉석 만두 라이프를 청산했습니다. 채소나 생선 섭취 없이 저렴한 만두와 쌀밥만 먹는 생활이 몸에 좋을 리 없으니까요.

안심하고 먹을 수 있었던 '냉동 택배 도시락'

즉석 만두를 끊은 참에 열량이 낮은 '냉동 택배 도시락[37]'을 주문해 보았습니다. 주로 고연령층을 겨냥해 만든 도시락으로, 일식이 주메뉴이고 몸에 좋은 식재료를 쓰니 건강한 식생활을 할 수 있지요. 이거라면 영양 균형이 잘 잡혀 있어 안심하고 먹을 수 있고, 전자레인지에 데우기만 하면 되니 이상적인 다이어트가 아닐까 했습니다. 하지만 한 달 정도 해 보니 간이 싱겁고 양이 적어 늘 허전한 느낌이 들더군요. 결국 도시락을 먹은 다음 과자를 집어 먹게 되었

---

37 택배 식사 서비스인 냉동식품을 다이어트에 활용한 상품. 영양 균형이 좋지만 계속 이용하려면 비용이 드는 편이다.

습니다. 저녁 식사의 부족한 열량을 탄수화물과 당류가 가득한 과자로 보충하니 당연히 살은 빠지지 않았습니다.

나에게 맞는 '슈퍼 푸드'를 선택해야 살이 빠진다

'슈퍼 푸드[38]'가 화제가 되었을 때 '이건 예쁘게 살을 빼 줄 것 같아'라는 생각이 들어 바로 마음이 혹했습니다. 치아시드와 퀴노아, 코코넛 오일 등 여러 제품이 발매되었지요.

슈퍼 푸드는 종류가 다양하므로 그중에서 나에게 맞는 걸 고르는 게 포인트입니다. 저도 이것저것 시도해 봤지만 '이게 살을 빼 줬어!'라고 느껴지는 건 솔직히 없었습니다.

그중에서 제가 가장 좋았다고 느낀 슈퍼 푸드는 치아시드입니다. 오메가-3 지방산이 풍부하고 식이섬유도 가득한 식품이라 안티에이징의 관점에서도 추천합니다. 저는 팬케이크 반죽에 섞어 먹었는데, 몸 상태가 좋아지고 피부에 광택도 나더군요.

먹는 것 외에도 얼굴을 작게 만드는 '페이스 롤러[39]'도 병행했습

---

38 슈퍼 모델이나 할리우드 배우들이 주로 전파한 것으로 치아시드와 코코넛 오일은 다이어트 효과 면에서도 주목을 받았다.

39 롤러로 얼굴 위를 데굴데굴 굴리면서 굳은 표정 근육을 푸는 도구. 작은 얼굴 만들기를 지향하는 미용 기구이지만 힘 조절이 의외로 어렵다.

116

니다. 얼굴에 롤러를 데굴데굴 굴려 처지는 얼굴선을 올리는 제품이지요. 당시 폭발적으로 유행한 제품이라 저도 구매했습니다간, 오히려 피부가 처지고 기미는 더 악화되었습니다. 너무 강한 힘으로 지속적인 자극을 주었기 때문이었습니다. 마찰이 원인이 되어 기미가 심해졌고 피부를 지나치게 땅기는 바람에 피부가 처지는 원인이 되었지요. 결국 저는 사용을 중지했습니다.

이처럼 30대 시절에는 바쁜 와중에서도 건강하게 살을 빼는 식생활을 모색하면서 마치게 되었습니다.

40세에 이혼 후 심기일전하여 도쿄로 돌아오다

제 나이 40세, 별거 생활이 7년째에 접어들던 그해, 서로가 너무 바쁘다는 이유로 저는 남편과 이혼을 하게 되었습니다. 지방으로 전근을 가게 된 남편이 제게 일을 그만두지 않겠냐고 말을 꺼낸 것이 계기였지요. 남편이 싫어 헤어진 건 아니지만 여러 가지 사정이 겹쳤습니다. 저는 가정보다 일을 선택했고 남편도 업무에 몰두하는 제 성격을 이해하고 있었으니, 우리는 아무 분란 없이 원만하게 이혼했습니다. 그와 동시에 제 신변도 크게 변했습니다.

안티에이징 의료 분야의 제 은사님께서 도쿄의 에비스에서 클리닉을 새로 여셨는데, 원장으로 저를 지명하신 거지요. 그래서 저는 도쿄에서 반년 정도 경험을 쌓은 뒤, 잠시 간사이 지방으로 돌아와 도쿄에서 제 클리닉을 개업할 준비를 본격적으로 시작했습니다. 에비스에서 짧은 기간 근무했지만, 저를 보고 오시는 고객도 계셨기 때문에 도쿄에서 클리닉을 운영해 보고 싶다는 목표를 갖게 되었거든요. 이혼도 했겠다 심기일전해서 새로운 세계에 발을 들이기로 했습니다.

다이어트 얘기로 돌아오자면, 30대 때는 굶어서 살을 빼는 게 가능했습니다. 하지만 40대가 되자 식사를 거르는 것만으로는 살이 빠지지 않았습니다. 결국 가장 날씬했던 결혼식 시절부터 빠지고 찌기를 반복하다 29세 때 몸무게에서 20kg이 늘어난 상태로 저는 다시 도쿄에 입성했습니다. 당시 나이 42세, 살찐 안티에이징 닥터는 도쿄에서 비만 의사라는 현실을 맞닥뜨리고 나서야 비로소 '진심으로 살을 빼자'라는 결심을 하고 다이어트에 임하게 됩니다.

숱한 다이어트에 도전해 보았고 종종 실패를 반복하다 제가 깨달은 사실은 먹는 걸 참는 다이어트와 비용이 드는 다이어트, 에스테틱 살롱에 다녀야만 하는 다이어트는 오래가지 못한다는 것입니다. 물론 꾸준히 계속할 수 있는 사람이라면 괜찮겠지만, 저처럼 싫증을 쉽게 내고 귀찮은 건 딱 질색인 타입에게는 맞지 않았습니다.

돈이나 시간을 들이지 않고 간편하며 매일 무리 없이 지속할 수 있

는 다이어트. 제게는 그것이 식생활 개선과 스트레칭이었습니다.

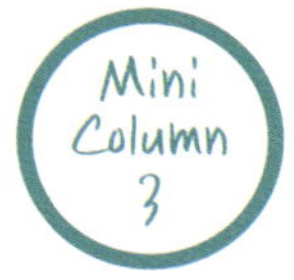

당질 제한 다이어트의 이점과 부작용

당질 제한은 여성에게 맞지 않는 다이어트이다!

세간에서는 당질 제한 다이어트가 화제이지만, 안티에이징의 관점으로 볼 때 여성에게 당질 제한 다이어트는 그리 적합하지 않습니다. 당질을 제한하면 체지방은 분명히 줄어듭니다. 하지만 체내가 저혈당 상태에 빠져 자율신경계가 흐트러질 위험이 있습니다. 항상 신경이 곤두서고 기분이 다운돼 우울증 같은 증상이 생기는 등 다양한 장애가 나타날 수도 있지요.

또한 호르몬 균형이 깨져 여성스러운 몸을 만들어 주는 에스트로겐 Estrogen이 감소해 울퉁불퉁한 남성 같은 몸이 될 가능성도 있습니다. 엄격하게 당질 제한을 하는 여성 복서를 떠올려 보세요. 유연하고 여성스러운 몸이라기보다 여분의 지방을 일절 배제하고 근육이 두드러지는 육상 선수 체형이지요? 안티에이징 닥터의 입장에서 말씀드리자면, 육상 선수 체형이 아니라 여성스러운 체형을 지향하셨으면 합니다.

저는 여성에게 어느 정도의 당분은 필요하다고 생각합니다. 몸무게가 줄었다고 성공한 다이어트는 아닌 듯해요. 주름투성이에 비쩍 마른 모습은 결코 예쁘다고 할 수 없습니다. 남성에게는 당질 제한이 효과적일지 몰라도 여성에게는 잘 맞지 않는다고 저는 생각합니다.

4

습관부터 잡아야 아름다워진다

\# 살 빠지는 습관을
생활화하여
새로 태어나다

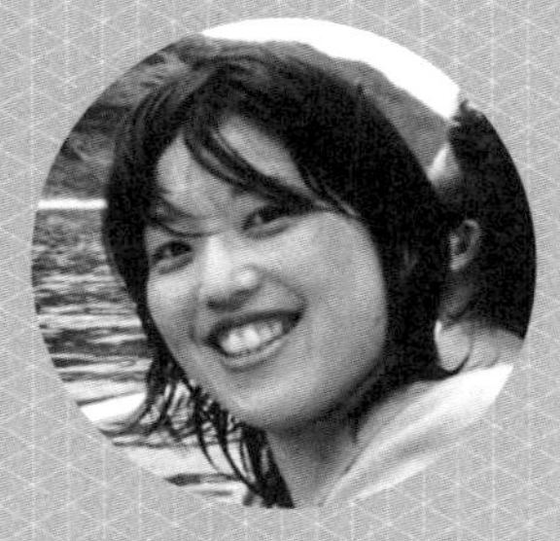

나이와 다이어트는 아무 상관이 없다!
오늘부터 바로 실천할 수 있는
다이어트 습관을 기르자!

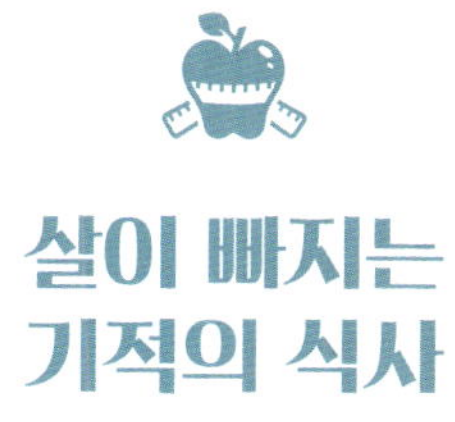

살이 빠지는
기적의 식사

예쁘게 살을 빼는 핵심은 식이요법과 스트레칭이다

지금껏 저의 기나긴 다이어트의 역사를 소개했습니다. 그럼 이제부터는 안티에이징 닥터인 제가 실제로 시도해 본 뒤 효과를 보았던 다이어트 방법을 알려 드리겠습니다.

일반적으로 살을 빼기 어렵다고들 하는 30대 후반에서 40대 사이에도 예쁘게 날씬해지는 포인트는 식사와 스트레칭, 이 두 가지입니다. '살이 빠지는 식사라니, 그런 게 어디 있어?'라고 생각하실지도 모르겠네요. 답은 간단합니다. 바로 '자취를 하는 것'이지요. 직접 요리를 하면 살이 찌는 원인이 되는 식재료나 먹는 방식을 피할 수 있습니다. 살이 빠지는 식사란 '식재료'와 '먹는 방식' 모두 중요합니다. 우선 식재료부터 살펴볼까요?

화학조미료는 무조건 끊자

여러분이 당장 실천하셨으면 하는 일이 있습니다. 바로 식품을 살 때 성분 표시를 확인하여 화학조미료가 들어 있지 않은 제품을 고르는 것입니다. 이것만 지키면 살은 이미 빠진 것이나 마찬가지입니다.

화학조미료는 인공적으로 만든 조미료라 체내에 흡수된 뒤 소화되는 데 시간이 걸립니다. 때문에 화학조미료를 많이 섭취하면 대사가 떨어지고 살이 찌는 체질로 바뀌고 맙니다. 저는 컵라면이나 냉동 파스타를 무척 좋아했습니다. 하지만 끓는 물만 부으면 되는 음식이나 전자레인지로 데우기만 해도 그럴싸한 맛이 나는 음식에는 화학조미료가 듬뿍 들어 있습니다. 그것들을 완전히 끊자 저는 순식간에 살 빠지는 체질로 탈바꿈하는 변화를 겪었습니다.

천연 조미료를 살 때도 여러 감칠맛 성분이 들어 있는 것 말고, 되도록 재료 자체만 들어 있는 단순한 제품으로 고르세요. 그러면 반드시 몸이 변화할 것입니다.

식탁 위의 흰색을 갈색으로 바꿔 보자

백미나 흰 빵, 면류, 백설탕 같은 하얀 식재료는 식후 혈당치를 올리기 쉬운 고 GI ^{Glycemic Index} 지수 식품입니다. Chapter 1에서도 말씀드렸다시피 혈당치 제어가 다이어트의 열쇠입니다. 그러니 백미는 현미, 하얀 밀가루는 통밀가루나 전립분, 백설탕은 사탕수수 원당 같은 저 GI 지수 식품으로 바꿔 주세요.

현미는 백미보다 식이섬유가 풍부하며 영양가가 높습니다. 현미가 몸에 좋다는 건 아마도 다들 아실 테지만 물에 오랜 시간 불려야 해 조리가 조금 번거롭습니다. 그래서 저는 로 컷 현미[방수 작용을 하는 씨껍질을 벗긴 현미. 국내에는 아직 없음-옮긴이]를 권해 드립니다. 일반 현미보다 밥을 짓기 간단하며 위에 부담도 적은데다 불리는 시간도 백미와 같습니다. 로 컷 현미는 제 주식으로, 저는 아침과 점심 식사로 섭취합니다.

하얀 밀가루는 밀 알곡의 가장 안쪽인 배유 부분만으로 만들어지고, 통밀가루는 배유에 밀 표피의 일부가 섞여 있다면, 전립분은 밀 알곡의 가장 외부에 붙은 영양의 보고인 씨눈 부분까지 통째로 빻아 가루로 만든 것입니다. 식이섬유와 미네랄이 풍부하고 혈당치를 잘 상승시키지 않는 특징을 가졌지요. 빵집에서 통밀가루나 전립분으로 만든 빵을 구입하셔도 좋지만, 그런 빵을 파는 곳이 주변에 없다면 가정용 제빵기를 추천합니다. 재료를 넣어 두면 이튿날 아침에 갓 만든 빵을 먹을 수 있어 길게 보면 더 이득입니다.

오메가-3를 함유한 들깨유와 아마씨유를 사용하자

제가 예전에 NO 오일 다이어트를 했다가 피부와 머리칼이 푸석 해졌듯이, 기름은 안티에이징과 밀접한 관계가 있는 식재료입니다. 기름은 3대 영양소에 속하며 건강을 유지하는 데 필수 불가결한 성 분입니다. 그러니 양질의 기름은 반드시 섭취해야 합니다.

저는 오메가-3 지방산이 함유된 들깨유와 아마씨유를 추천합니다. 오메가-3는 불포화지방산으로, 콜레스테롤이나 중 성지방을 낮추는 작용을 하며 주성분인 알파 리놀렌산^{Alpha-linolenic acid} 은 지방 연소와 피부 미용에 효과적입니다. 다만 알파 리놀렌산은 열에 약하고 산화하기 쉬우니 가열하지 말고 생으로 섭취하세요. 저는 오메가-3가 함유된 오일과 미네랄이 풍부한 히말라야 암염으 로만 간을 한 샐러드를 먹곤 합니다.

소화를 촉진해 노폐물 배출을 돕는 수경 재배 채소

오메가-3가 함유된 오일과 함께 드시면 좋은 것이 수경 재배 채소입니다. 이름 그대로 흙 없이 물만으로 키운 채소이지요. 농약을 쓰지 않고 재배하니 안심하고 생으로 먹을 수 있습니다.

채소를 생으로 먹으면 효소와 영양소를 효율적으로 섭취할 수 있습니다. 몸이 음식물을 소화 및 흡수하려면 많은 효소가 있어야 하는데요, 효소가 부족해지면 대사 능력이 떨어지고 노폐물이 쌓이기 쉬운 몸이 됩니다. 게다가 40대로 넘어가면 체내에서 만들어지는 효소가 줄어드니 채소를 먹어 모자란 효소를 보충해 주어야 합니다.

그리고 수경 재배 채소는 맛있습니다. 쓴맛이 적고 잎이 부드러운 버터 헤드 레터스 [원문은 사탕 레터스이지만 국내에서 구할 수 있는 양상추 중 특징이 가장 유사혀 보이는 버터 헤드 레터스로 표기함-옮긴이]는 군맛이 없어 채소 본연의 맛을 느낄 수 있습니다. 한 번 먹고 나면 다른 양상추를 먹지 못하게 될 정도이지요. 또한 수경 재배는 아니지만 리코펜 Lycopene 당근도 추천합니다. 일반 당근보다 리코펜이 많이 함유돼 있어 피부 미용에 효과적이며 달고 맛도 좋습니다. 살이 쪄 있을 때는 생채소와 샐러드를 꺼리던 제 편견을 버리게 해 주었지요.

지금까지 소개해 드린 갈색 식재료와 기름, 채소는 건강하고 맛있는 만큼 조금 비쌀지도 모릅니다. 하지만 생각해 보십시오. 300엔짜리 조각 케이크는 아무렇지도 않게 사 먹으면서 300엔짜리 당근

구매는 왜 주저하게 되는 걸까요? 시험 삼아 간식 대신 질 좋은 식재료를 구매해 보세요. 비싼 다이어트 식품이나 에스테틱 살롱에 다니는 것보다 훨씬 쉽게 다이어트 효과를 누릴 수 있을 겁니다.

아침 식사는 갈색 주식과 채소, 완전 영양식인 달걀

살이 쪄 있던 시절에 저는 아침을 거의 먹지 않았습니다. 하지만 아침을 먹지 않으면 살은 빠지지 않습니다. 아침 식사는 하루 에너지의 근간이므로, 혈당치 상승을 억제하기 위해서라도 반드시 아침 식사를 하셔야 합니다.

제 아침 식사는 보통 현미밥이나 통밀빵입니다. 거기에 샐러드와 달걀 요리를 빠뜨리지 않지요. '달걀에는 콜레스테롤이 많다'라고 알려졌지만, 건강에 영향을 주지는 않는다는 연구 결과도 있습니다. 달걀은 완전 영양 식품으로 단백질도 풍부합니다. 아침에 먹은 음식은 에너지로 전환되니, 저는 달걀을 아침마다 2개씩 달걀 프라이나 스크램블드에그로 요리해 항상 챙겨 먹으려 노력합니다. 삶은 달걀도 바람직하지만, 저는 삶은 달걀 다이어트의 부작용으로 트라우마가 생겨 잘 먹지 않습니다.

고기를 제대로 먹고 싶을 때는 아침 식사 메뉴에 넣으세요. 저는

햄버그스테이크나 비프스테이크 등 아침에 고기를 구워 먹는 경우
도 많습니다.

점심 식사는 만능 다이어트 카레

제 점심은 거의 카레입니다. '카레는 열량이 높잖아요!'라고 생
각하실지 모르지만, 카레의 열량이 높은 이유는 시판되는 레토르트
카레 [오래 보관할 수 있도록 살균하여 알루미늄 봉지에 포장한 카레]의 루 roux에 조미료와 유
지, 첨가물이 들어 있기 때문입니다. 하지만 커리 파우더를 베이스
로 만드는 카레는 건강에 좋고, 채소와 고기도 함께 섭취할 수 있으
니 영양 면에서 뛰어납니다. 온라인 상점이나 슈퍼에서 파는 커리
파우더를 베이스로 다른 향신료를 추가해 만드시면 됩니다.

사실 향신료가 잔뜩 들어간 카레는 훌륭한 안티에이징
푸드입니다. 커민 Cumin, 코리앤더 Coriander 등의 향신료들은 항산화
작용을 하고 노화를 억제하는 효과가 있습니다. 강황의 색소 성분
인 커큐민 Curcumin은 간 기능을 상승시키며 콜레스테롤 수치는 낮추
어 줍니다. 단호박이나 당근 같은 채소를 믹서로 갈아 만든 페이스
트를 더해 주면 채소의 단맛과 카레 특유의 되직함이 생겨 시판 루
없이도 카레 특유의 되직한 질감이 생기니 참고하세요.

그리고 닭을 삶아 만든 육수를 카레에 같이 넣어 끓여 주세요. 육수 덕분에 화학조미료 없이도 맛에 깊이가 생깁니다. 제 경우에는 저녁 식사용으로 만드는 주식용 샐러드에 쓴 닭고기를 삶을 때 생긴 육수를 카레에 함께 넣어 끓이는 경우가 많습니다.

카레는 건더기도 취향대로 바꿀 수 있습니다. 계절 채소나 식이섬유가 풍부한 버섯을 넣어 디톡스 효과를 보는 등, 건강한 식재료를 많이 섭취할 수 있다는 점도 카레의 매력입니다.

저녁 식사는 단백질과
수경 재배 채소로 만든 주식용 샐러드

저는 저녁 식사 때는 탄수화물 음식을 섭취하지 않고 샐러드만 먹습니다. 하지만 정크 푸드를 워낙 좋아하고 채소를 싫어하다 보니 채소만 먹기에는 많이 허전하더군요. 그래서 저는 매일 질리지 않게 먹을 수 있도록 샐러드를 '주식용'으로 만들어 먹습니다.

저는 연어나 닭 가슴살 샐러드를 추천합니다. 연어에는 아스타크산틴Astaxanthin이라는 항산화 성분이 들어 있어 몸의 활성산소를 제거하는 효과가 있다고 알려져 있습니다. 닭 가슴살에 함유된 이미다졸 디펩티드 Imidazole Dipeptides라는 성분 역시 피부 미용과 안티에이징에 도움을 주어 추천하는 식재료입니다. 연어는 포일에 싸서 굽고 닭 가슴살은 삶아 여분의 기름을 제거한 다음 샐러드에 넣어 드셔 보세요. 건강과 미용에 좋을 뿐만 아니라 프만감도 느낄 수 있습니다. 이때, 드레싱이나 마요네즈를 뿌려서는 안 됩니다. 대신 지방 연소 효과가 있고 나쁜 콜레스테롤 LDL cholesterol을 억제하는 작용을 하는 아마씨유나 들깨유를 뿌린 다음 히말라야 암염을 한 꼬집 뿌립니다. 이제 완성이네요.

매일 샐러드만 먹으면 싫증이 나니 가끔은 채소와 돼지고기로 샤부샤부를 단들기도 합니다. 노폐물을 배출하는 효과가 있는 칼륨이 풍부한 채소를 익혀 먹는 방식이지요. 이때 찍어 먹는 양념도 걸쭉한 참깨 소스가 아닌 폰스 ponzu 소스 [간장에 폰스(감귤류 과즙을 이용해 만든 일본의 식초)를 더해 만든 소스 -옮긴이]에 찍어 먹습니다. 저는 폰스 소스를 선호하는데, 조금 진한 맛이 먹고 싶을 때 드레싱이나 간장 대신 사용하기도 합니다.

간이 부족하다 싶으면 폰스 소스를 활용하자

나이가 들수록 대사 기능이 떨어져 '부은 살'로 고민하는 분들이 많으실 겁니다. 사실 부기의 원인에는 염분도 있습니다.

성인 몸의 약 60퍼센트는 수분으로 이루어져 있습니다. 그런데 염분에 함유된 나트륨에는 수분을 잡아 두는 성질이 있어 염분을 과잉 섭취하면 혈액의 양이 늘어나 혈관이 확장되고, 이 영향으로 부기가 생깁니다. 그러니 염분이 많이 함유된 화학조미료나 식품첨가물은 쓰지 마세요. 맛이 부족하게 느껴지면 드레싱이나 소스보다 염분이 적고, 체내 지방을 에너지로 바꾸어 주는 구연산 Citric acid이 풍부한 식초가 든 폰스 소스를 추천합니다. 외식으로 염분을 지나치게 섭취했을 때는 칼륨이 풍부한 채소와 비타민을 함유한 과일을 먹어 배출을 유도해 주세요.

간식으로는 그래놀라나 견과류를 섭취하자. 아기용 간식도 OK!

과자를 정말 좋아하는 제가 최종적으로 정착한 간식은 견과류와 현미 그래놀라입니다. 항산화 성분이 많은 견과류는 미용 식품으로도 인기가 있지요. 씹는 맛이 만족감도 주고요. 침의 분비를 촉진해 소화 흡수력을 높여 주는 효과도 있습니다. 무염에 기름을 쓰지 않고 볶은 것을 구매하시고, 하루에 손바닥에 놓일 정도의 양만 드세요. 몸에 좋아도 과식은 금물입니다. 현미 그래놀라는 식이 섬유가 풍부하고 영양 균형이 좋아 출출함을 달래기에 안성맞춤입니다.

　요즘 들어 잘 먹고 있는 아기용 간식도 추천합니다. 저는 비스킷이나 쌀 과자를 주로 먹습니다. 아기용 간식에는 첨가물이 들어 있지 않고 영양소도 풍부합니다. 게다가 한 봉지당 사이즈가 작아 과식할 일도 없습니다.

초콜릿을 끊을 수 없다면 작게 조각내 두고 먹어라

　비록 과자는 아기용 간식에 정착했다고 해도 초콜릿은 도저히 끊을 수가 없었습니다. 대신 저는 먹는 양을 줄였습니다. 옛날에는 판 초콜릿 한 장, 초콜릿 바 두 개를 먹었다면 지금은 판 초콜릿 서 조각, 초콜릿 바는 3분의 1을 먹습니다.

　이전에는 간식을 살 때 양이 많은 대용량 사이즈단 사곤 했는데요, 양 많고 싼 과자는 '싸고, 아직 많이 남았으니까!' 하는 생각에 한 번 개봉하면 주저 없이 먹어 치우기 일쑤라 이제는 구매를 자제하고 있습니다. 그리고 초콜릿도 좀 더 비싸고 질이 좋은 걸 사 먹습니다. 폴리페놀 Polyphenol이 풍부한 것이나 당분이 적은 카카오

70퍼센트 이상의 제품을 구매하면 단번에 먹기 아까워 적은 양으로도 참을 수 있게 되더군요.

먹을 만큼의 간식을 작은 비닐 백에 넣어, 먹는 양도 제한했습니다. 이렇게 하면 필연적으로 먹는 양이 줄어듭니다.

핫 요거트로 뚱보 균을 격퇴하자

장 속 환경이 다이어트와 밀접한 관계가 있다는 사실을 이미 앞에서 말씀드렸는데, 기억하시죠? 장 속에는 '뚱보 균 Firmicutes'과 '날씬 균 Bacteroides'이 존재합니다. 따라서 날씬 균을 늘리면 살이 쉽게 찌지 않는 체질이 됩니다.

핫 요거트는 이 날씬 균을 효과적으로 늘려 줍니다. 장의 온도는 38도 전후이며, 날씬 균의 수는 따뜻한 환경에서 늘어납니다. 그러므로 비슷한 온도로 데운 요거트는 일반 요거트보다 체내 흡수율이 높습니다. 그리고 따뜻하게 데워져 활성화된 유산균이 장에 도달하면 이번에는 날씬 균이 활발해집니다. 내열 용기에 옮겨 담은 요거트를 600W 전자레인지에서 랩을 씌우지 않은 채 40초 정도 돌린 다음 잘 섞어 드셔 보세요.

먹어도 살이 빠지는 하루 5끼 다이어트

다이어트를 할 때는 '먹는 방식'도 중요합니다. 저는 아침, 점심, 저녁 식사 사이에 두 번의 간식(견과류나 현미 그래놀라 등)을 추가해 하루에 총 5끼를 먹습니다.

살이 쪘던 무렵에는 하루 2끼, 바쁠 때는 한 끼만 먹었는데 그때도 단것만은 빠짐없이 챙겨 먹었습니다. '오늘은 한 끼밖에 못 먹었으니 아이스크림을 두 개 먹어도 되겠지?' 하는 근거 없는 엉터리 계산법으로 식사를 했으니 다이어트는 당연히 실패만 했고요. 하지만 하루 5끼로 바꾼 이후부터 먹는 양은 전보다 늘었지만 몸무게는 줄었습니다.

5끼 다이어트의 핵심은 혈당치 제어입니다. 공복 시간이 길어질수록 혈당치는 상승하기에 공복 상태에서 식사하면 혈당치가 급격히 상승해 몸에 지방이 쌓이기 쉬워집니다. 때문에 3끼 사이에 견과류나 현미 그래놀라같이 혈당치가 잘 오르지 않는 간식을 섭취해주면 몸속에 지방이 쌓이는 걸 방지할 수 있습니다.

그러면 어떤 타이밍에 간식을 먹으면 좋을까요? 참고하실 수 있게 제 하루 식단표를 소개합니다. 이때 식사 사이의 간격을 3시간 정도로 두는 것이 핵심입니다. 그래야 공복감이 줄어들고 혈당치 상승을 제어할 수 있게 됩니다. 하지만 3시간이란 어디까지나 제 기준일 뿐입니다. 공복감 억제가 목적이니 '반드시 3시간 간격이어야 하는' 것은 아닙니다. 각자의 공복감 정도에 맞춰 조절하세요.

살 빠지는 체질로 변화시키는 혈당치 컨트롤

지금껏 식사 내용과 음식을 섭취하는 타이밍에 대해 말씀드렸습니다. 여기에 더해 먹는 순서나 먹는 방식도 날씬한 체형으로 이어지는 중요한 사항입니다. 아까부터 슬쩍슬쩍 튀어나오는 '혈당치'

라는 키워드가 열쇠입니다.

혈당치는 당분을 섭취하면 상승하는데, 이 수치를 내리려고 췌장은 인슐린^{Insulin}이라는 호르몬을 분비합니다. 하지만 혈당치가 급속하게 올라가면 대량으로 분비된 인슐린의 여분이 아직 소비되지 못한 당을 지방으로 축적해 버립니다. 즉, 인슐린이 과잉 분비되게 음식을 섭취하면 지방도 함께 늘어나는 셈입니다. 그래서 저는 식사 사이에 군음식을 먹어 두어 혈당치가 급격하게 오르지 않도록 방지합니다.

먹는 순서도 혈당치에 크게 작용합니다. 인슐린 분비를 억제하려면 혈당치를 완만하게 올려 주는 음식부터 먼저 먹어야 합니다. 이때 지표가 되는 게 바로 GI^{Glycemic Index} 지수입니다. GI 지수는 식후 혈당치가 상승하는 양상을 수치로 나타낸 것으로, GI 지수 70 이상은 고 GI 식품, 69~56이 중 GI 식품, 55 이하가 저 GI 식품으로 분류됩니다. 먹는 순서는 '저 GI 식품 → 중 GI 식품 → 고 GI 식품'이 가장 좋습니다.

저는 이 수치를 토대로 채소와 해조류, 고기, 생선 등부터 먼저 먹고, 마지막에 뿌리채소나 탄수화물 음식을 먹곤 합니다.

고 GI 식품… 백미, 떡, 식빵, 가락국수, 쌀국수, 감자, 초콜릿

중 GI 식품… 현미+백미, 파스타, 단호박, 토란, 아이스크림

저 GI 식품… 현미, 전립분 빵, 메밀국수, 육류, 어류, 양배추, 배추, 시금치,
　　　　　　　배, 해조류, 콩류, 요거트

음식을 먹을 때 뇌를 속여 보자

힘들여 뺀 살이 다시 찌는 가장 큰 이유는 무리하게 식욕을 억제한 반동으로 폭음과 폭식을 저지르기 때문입니다. 오랜 기간 다이어트를 해 오면서 제가 깨달은 다이어트 성공의 비결은 '참지 않는' 데 있습니다. '이걸 먹으면 안 돼'라고 단언하지 마세요. 초콜릿이 먹고 싶어 견딜 수 없을 때는 한 입 정도는 드세요. 그러면 뇌가 먹었다는 사실에 만족해 차분해집니다. 참으면 참을수록 폭식을 할 가능성이 커집니다. 따라서 양보다 '먹었다는 사실'로 뇌를 안심하게 만드는(뇌를 속이는) 방식으로 음식을 섭취해 보세요.

외식을 금할 게 아니라 절대 먹지 않을 목록을 정하라

아무리 자취를 해서 직접 음식을 만들어 먹더라도 외식을 아예

피할 수는 없습니다. 저도 친구나 일 관계로 외식을 할 때가 있습니다. 그럴 때 저는 코스 요리가 아니라 단품 메뉴에서 먹을 것을 고릅니다.

먼저 탄수화물 음식이나 튀김은 피하고 닭고기나 채소가 들어간 메뉴를 주문합니다. 그리고 집에서 하는 일반 식사에 비해 많은 염분을 섭취할 우려가 있으니, 반드시 많은 양의 채소를 곁들여 먹습니다. 채소에 함유된 칼륨에는 염분을 배출하는 효과가 있기 때문입니다. 예를 들어 이탈리안 레스토랑에서는 파스타를 피하고, 중국 음식점에서는 면류나 볶음밥을 피하고, 꼬치구이 집에서는 튀김이 아닌 닭고기 꼬치나 훈제 요리를 먹는 식입니다. 먹지 않는 것들을 규칙으로 확실히 구분해 둔 다음, 그날 먹고 싶은 음식을 자유롭게 드시면 됩니다.

외식할 때는 반드시 좋아하는 음식부터 드세요. 좋아하는 음식부터 먹으면 만족감 때문에 만복 중추가 자극되어 과식을 막을 수 있습니다. 하지만 좋아하는 걸 마지막에 먹으려고 다른 음식부터 먹다 보면 배가 불러도 '좋아하는 음식이 아직 남아 있다'라는 생각에 끝까지 먹게 되고, 이것은 살이 찌는 원인이 됩니다.

외식할 때 나오는 음식을 다 먹으려 하지 말고, 한 사람분의 적정 양을 스스로 정해 두는 것도 좋은 방법입니다. 좋아하는 음식부터 먹고 만족감을 얻으면 거기에서 식사를 끝내세요. 음식을 남기는 것에 대한 죄책감도 느끼지 마세요. 그래야 쓸데없는 것을 쌓아 두지 않는 날씬한 체질로 변할 수 있습니다.

단, 외식 후에는 반드시 집에서 평소보다 길게 스트레칭이나 댄스를 해 주세요! 평소 15분 정도 했다면 1시간으로 늘리는 식으로요. 스트레칭과 댄스 방법은 뒤에 가서 자세히 설명해 드리겠습니다.

운동보다
스트레칭에 빠져라

예쁘게 날씬해지려면 운동보다 스트레칭이 더 좋다

살이 빠지는 또 다른 포인트는 스트레칭입니다. 몸을 움직여야 지방을 태울 수 있고, 혈액과 림프샘의 흐름을 좋게 만들어 기초대사와 신진대사가 활성화되기 때문입니다.

그리고 저는 운동을 반대하는 편입니다. 30대 후반이나 40대가 아름답게 살을 빼려면 격렬한 운동은 오히려 독이 될 가능성이 있어 주의를 필요로 합니다. 예를 들어 조깅은 다이어트의 정석 같은 운동이지요. 하지만 조깅은 유산소 운동이라 달리면서 발생하는 활성산소가 피부 노화를 일으키고, 달릴 때의 진동으로 체형이 흐트러질 수도 있습니다. 그래서 저는 30분 조깅을 할 바에는 60분 정도 산책을 한다는 느낌으로 빠르게 걷는 쪽을 권합니다.

마찬가지로 격렬한 근육 트레이닝이나 피트니스 클럽의 운동 기구들로 하는 운동도 몸을 산화시킵니다. 그래서 살은 빠졌지만, 피부가 쭈글쭈글해져 예쁘게 말랐다고는 말하기 힘든 경우가 종종 생깁니다.

살 빠지는 체질로 만들어 주는 핀 포인트 스트레칭

유연하고 예쁜 체형을 만드는 데에 스트레칭만큼 좋은 것이 없습니다. 그것도 하루에 고작 15분 동안만 살 빠지는 체질로 만들어 주는 핀 포인트를 움직이면 되니 방법까지 간단하지요.

상체 살을 빼고 싶다면 쇄골 부근에서 겨드랑이 아래, 어깨뼈 부근에 있는 '갈색 지방 세포'에 주목하세요. 이 세포에서 분비 단백질인 아디포넥틴 Adiponectin이 분비돼 체내에 축적된 에너지를 태우는 작용을 합니다. 이 세포를 스트레칭으로 자극해 주면 살 빠지는 전원이 켜집니다.

하체 비만을 해소하려면 '고관절'을 움직여 주어야 합니다. 고관절은 의식적으로 움직이는 경우가 거의 없는 부위라 근육이 딱딱하게 굳어 엉덩이 주변과 허벅지를 굵게 만들곤 합니다. 또한 고관절은 림프샘이 집중된 부위이기도 해, 몸을 움직이지 않아 그 흐름이 정체되면 몸이 붓고 셀룰라이트가 생깁니다. 그러니 고관절을 효과적으로 움직여 림프샘의 흐름을 좋게 만들고 노폐물을 배출시켜 주세요.

스트레칭을 할 때는 반드시 전신 거울 앞에서 하세요. 각연히 움직이면 효과가 반감됩니다. 거울을 보면서 어느 근육이 움직이고 있는지 파악하며 스트레칭을 해야 합니다.

내 살을 몰라보게 빼 준 케이팝 댄스

제가 개인적으로 효과를 본 운동은 바로 케이팝 걸 그룹의 댄스입니다. 특별히 팬이었던 건 아니었는데, 어느 날 그녀들의 댄스를 관찰할 기회가 생겼습니다. 그녀들은 팔을 당길 때 어깨뼈가 모일 정도로 크게 움직였고, 허리를 돌릴 때도 골반을 확실하게 돌리더군요. 여성스러운 자세를 취하면서도 근육은 분명하게 움직이니 섹시하면서도 운동량이 많을 것 같았지요.

그리고 깨달았습니다. 그녀들의 댄스는 나이를 먹을수록 굳어 버리는 골반 주위와 발목 등을 활발하게 움직이는 동작들로 이루어져 있다는 것을 말이죠. 즉, 30~40대 여성의 고민거리인 '하체 비만'을 해소해 줄 수 있는 동작이더군요.

그래서 저는 이 댄스를 운동으로 해 보기로 마음먹었습니다.

준비할 건 전신 거울과 DVD. 저는 매일 밤 PC에 동영상을 틀어 놓고 그녀들의 댄스를 흉내 내며 췄습니다. 포인트는 그냥 따라 하는 것이 아니라, 거울을 보며 어느 관절이 움직이고 있는지 의식하는 것입니다. 그리고 이 댄스를 목욕한 뒤 15분, 밖에서 너무 과식한 날에 1시간 동안 밤마다 하기로 했습니다.

마흔 살이 넘은 여자가 아이돌 댄스를 추기 민망하다고 생각하실지 모르겠지만, 집에서 편한 시간에 원하는 만큼 출 수 있다는 건 큰 장점입니다. 지금까지 시도한 여러 운동을 지속하지 못했던 이유는 시간을 내기 힘들 뿐 아니라, '선생님이나 다른 사람들 앞에서 실수하면 창피하다'라는 심리도 작용했습니다. 하지만 집에서라면 몇 번을 틀려도 신경 쓸 필요가 없습니다. 저같이 귀찮은 걸 싫어하고 비관적 마인드의 소유자에게는 딱 맞는 운동이지요. 지금도 저는 간단한 스트레칭과 운동이라고는 댄스밖에 하지 않습니다.

단, 댄스 운동을 하실 때 주의 사항이 있는데요, 반드시 '식후'에 하셔야 합니다. 그러지 않으면 오히려 역효과가 납니다. '식전'에 운동을 하면 공복일 경우 혈당치가 떨어지고, 그게 다시 기초대사의 저하로 이어져 지방을 잘 태우지 못하기 때문이지요. 그리고 혈당치가 저하된 상태에서 식사하면 단숨에 혈당치가 상승하고 인슐린

Insulin이 분비되어 체내에 지방이 축적됩니다. 따라서 운동은 반드시 식후에 하세요. 식사로 혈당치가 상승한 상태에서 운동하면 혈중 당류와 지방이 연소되어 혈당치의 상승을 억제하는 역할을 합니다. 하지만 식후에 바로 운동을 하면 소화불량의 원인이 되며 복통 등의 증상이 나타나는 경우가 있으니, 최소한 1시간 후부터 움직이도록 합시다.

댄스의 효과는 반년도 안 돼서 나타났습니다. XL 사이즈의 옷을 입던 제가 M 사이즈를 입게 되었고, 지금은 S 사이즈가 살짝 헐렁한 정도이지요! 그리고 지금 제가 무척 만족스러워하는 점은 아랫배가 들어가고 엉덩이가 올라갔다는 사실입니다. 하체 비만이 멋지게 해소돼 옷차림도 바지에서 다리를 드러내는 치마로 바뀌었지요.

일상생활에서 무리 없이 할 수 있는 스트레칭이나 빨리 걷기 등을 생활 습관으로 들여 보세요. 부담이 없어 지속할 수 있고, 이것은 어느새 자연스러운 일과로 변하게 됩니다.

요요 현상이 오지 않는 몸을 만들려면 식이요법과 스트레칭을 생활의 일부로 만들어야 합니다. 핵심은 '무리하지 않기'입니다. 제가 말씀드린 것들을 습관으로 만들어 가다 보면 여러분의 몸에 반드시 놀라운 변화가 일어날 것입니다.

다이어트 최종 결론

　　다이어트를 직접 해 본 제 경험에 제 의학적 지식을 더해 살을 빼기 위한 핵심 내용을 최종 정리했습니다. 일단 이 다섯 가지 방법만 실천해도 확실하게 몸은 바뀔 것입니다.

1. 핫 요거트로 날씬해지는 전원 버튼을 켜자!

살 빠지는 체질이 되기를 바란다면 장 속 환경부터 정돈해야 합니다. 정장 작용[대장기능이 정상적으로 작용하는 것]을 하는 유산균이 함유된 요거트를 데워서 섭취해 보세요. 활성화된 균이 장내의 뚱보 균을 청소해 줍니다.

2. 첨가물 섭취는 금지! 이것만 지키면 살 빠지는 체질이 된다!

첨가물은 소화되기 어려워 간에 부담을 주거나 체내에 지방과 노폐물을 쌓이게 하는 원흉입니다. 첨가물만 끊어도 신진대사가 활발해져 건강하게 살이 빠집니다.

3. 아침은 달걀, 점심은 카레, 저녁은 샐러드가 기본!

아침에는 완전 영양식인 달걀 요리를 꼭 해 드시고, 점심에는 향신료가 듬뿍 든 카레로 신진대사를 활발하게 하고, 저녁에는 탄수화물을 배제한 샐러드를 한가득 드세요. 날씬해지면서 안티에이징 효과도 확실한 3끼입니다.

4. 식사 후 운동은 YES! 운동 후 식사는 NO!

운동이나 스트레칭은 식후에 하세요. 식사로 혈당치가 올라간 상태에서 운동을 하면 혈액 속 당류나 지방의 연소로 혈당치 상승이 억제되어 다이어트에 효과적입니다.

5. 좋아하는 음식부터 먹으면 과식을 방지할 수 있다!

좋아하는 음식부터 먼저 먹으면 먹었다는 만족감과 만복감 때문에 적게 먹어도 식사를 마칠 수 있습니다. '좋아하는 음식만 먹고 나머지는 남긴다' 정도의 배포는 있어야 살이 빠집니다.

Chapter 5

살 빠지는 습관을 기르자

식이요법과 스트레칭이면 충분하다

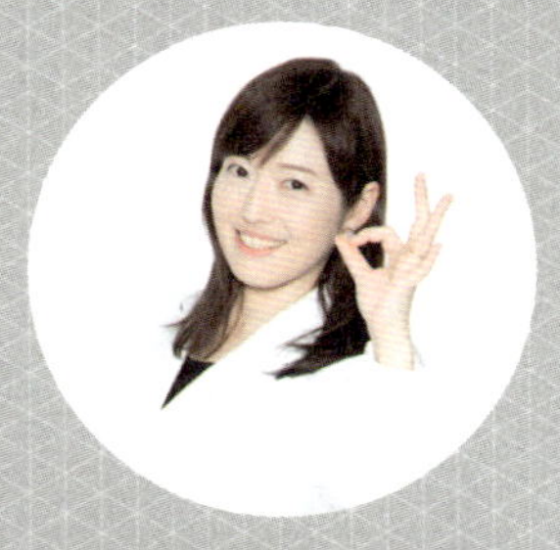

내 다이어트의 포인트는
'무리하지 않고 즐겁게' 하는 것이다!

식사 편

하루 5끼. 아침과 점심 식사는 갈색 탄수화물을 주식으로, 저녁 식사는 탄수화물을 제외하고 채소를 많이 섭취합니다. Dr. 사와코가 빠른 효과를 얻고자 다이어트에 집중할 때의 일주일 식단을 살펴봅시다.

One Week 식단표

Monday
[월 요 일]

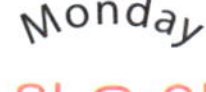

7:00 아침

수경 재배 채소가 가득한 샐러드와 달달 프라이. 주식은 그래놀라. 두유 스무디와 섭취.

10:00 간식

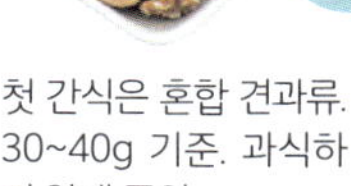

첫 간식은 혼합 견과류. 30~40g 기준. 과식하지 않게 주의.

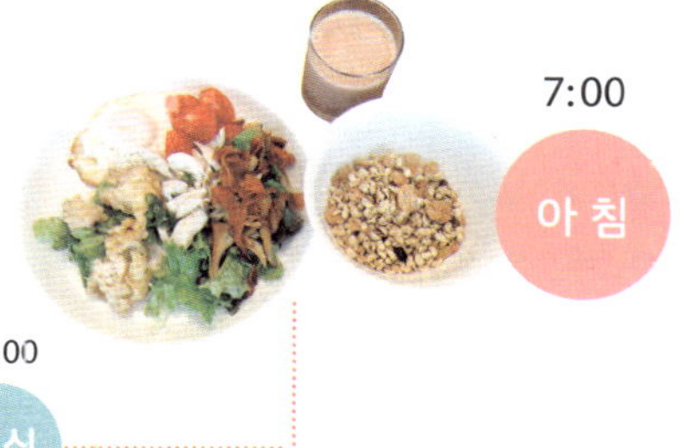

13:00 점심

커리 파우더 베이스에 향신료를 듬뿍 넣어 만든 카레와 수란.

16:00 간식

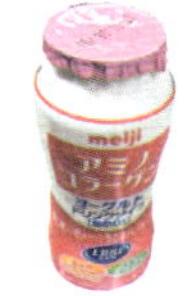

장 속 환경을 정돈해 주는 요거트. 콜라겐이 함유된 타입.

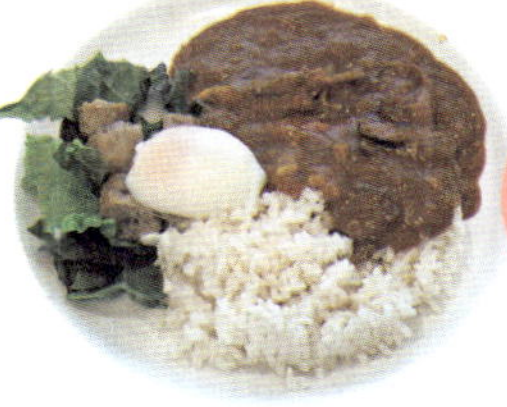

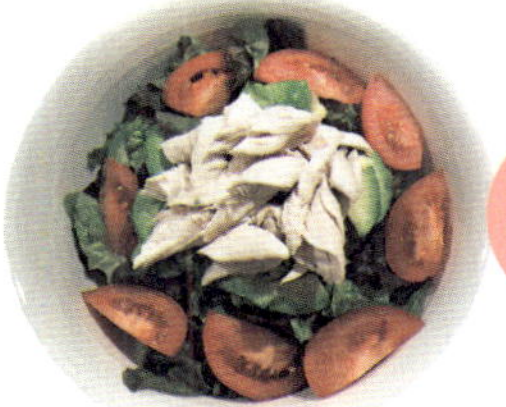

19:00 저녁

수경 재배한 버터 헤드 레터스로 만든 샐러드. 삶은 닭고기를 넣어 단백질도 섭취.

Tuesday

[화 요 일]

7:00
아 침
통밀가루에 리코핀 당근을 섞어 만든 팬케이크와 스크램블드에그.

10:00
간 식
열량이 낮은 현미 그래놀라.

13:00
점 심
버섯과 채소를 듬뿍 넣은 치킨 카레와 달걀 프라이.

16:00
간 식
견과류 중에서도 GI 지수가 낮으며 오메가-3 지방산이 풍부한 호두.

19:00
저 녁
당근과 양상추를 올린 춘권 피.

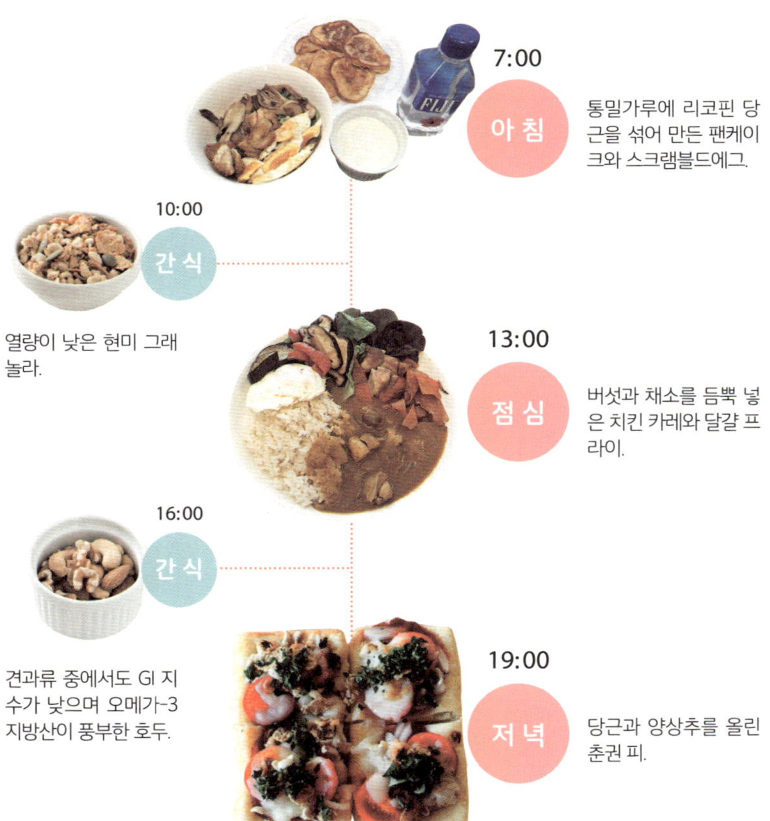

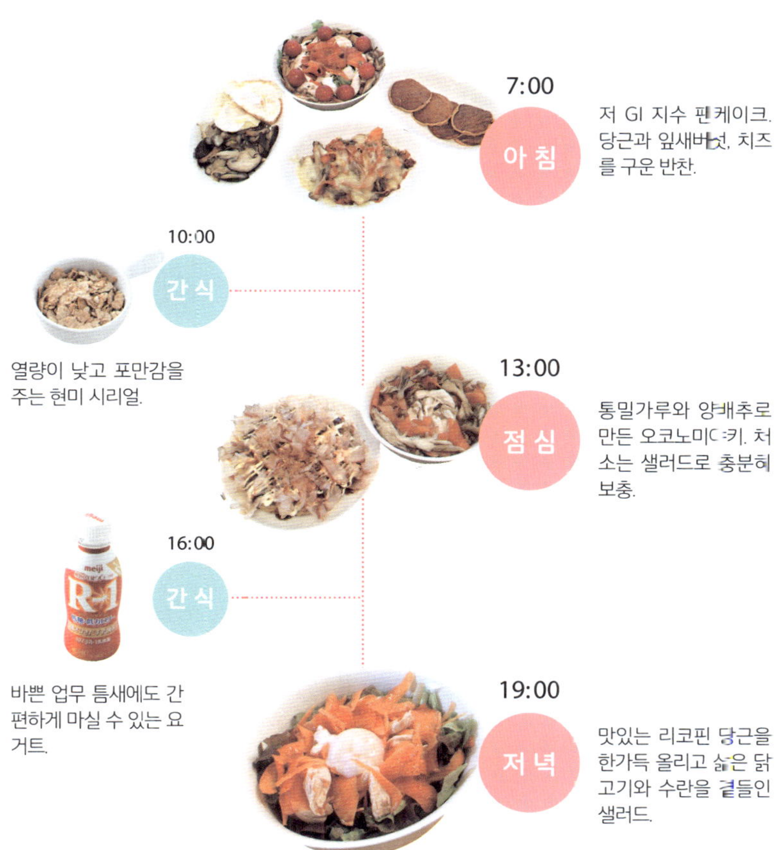

Wednesday
[수 요 일]

7:00
아 침
저 GI 지수 팬케이크.
당근과 잎새버섯, 치즈
를 구운 반찬.

10:00
간 식
열량이 낮고 포만감을
주는 현미 시리얼.

13:00
점 심
통밀가루와 양배추로
만든 오코노미야키. 채
소는 샐러드로 충분히
보충.

16:00
간 식
바쁜 업무 틈새에도 간
편하게 마실 수 있는 요
거트.

19:00
저 녁
맛있는 리코핀 당근을
한가득 올리고 삶은 닭
고기와 수란을 곁들인
샐러드.

[목요일]

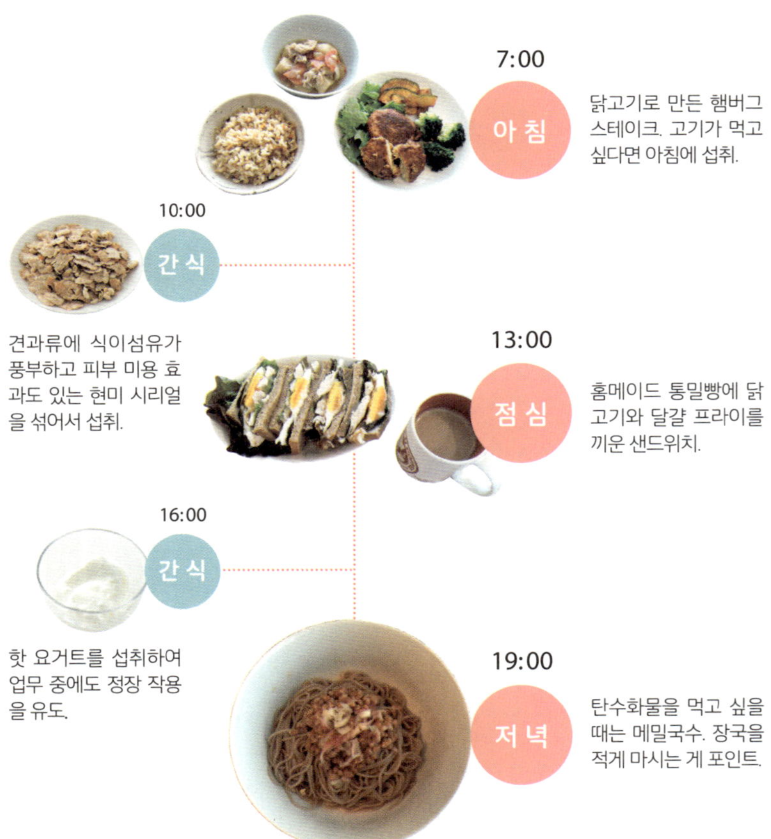

닭고기로 만든 햄버그 스테이크. 고기가 먹고 싶다면 아침에 섭취.

견과류에 식이섬유가 풍부하고 피부 미용 효과도 있는 현미 시리얼을 섞어서 섭취.

홈메이드 통밀빵에 닭고기와 달걀 프라이를 끼운 샌드위치.

핫 요거트를 섭취하여 업무 중에도 정장 작용을 유도.

탄수화물을 먹고 싶을 때는 메밀국수. 장국을 적게 마시는 게 포인트.

Friday

[금 요 일]

7:00
아 침
주식은 리코펜 당근을 넣은 치즈 오믈렛과 샐러드.

10:00
간 식
뚱보 균 박멸을 위한 요거트.

13:00
점 심
믹서에 간 채소와 두유를 넣어 만든 카레. 구운 채소도 곁들임.

16:00
간 식
비타민 E가 풍부해 디톡스 효과가 뛰어난 아몬드.

19:00
저 녁
항산화 작용이 있는 파프리카와 각종 채소에 들깨유를 뿌려 먹음.

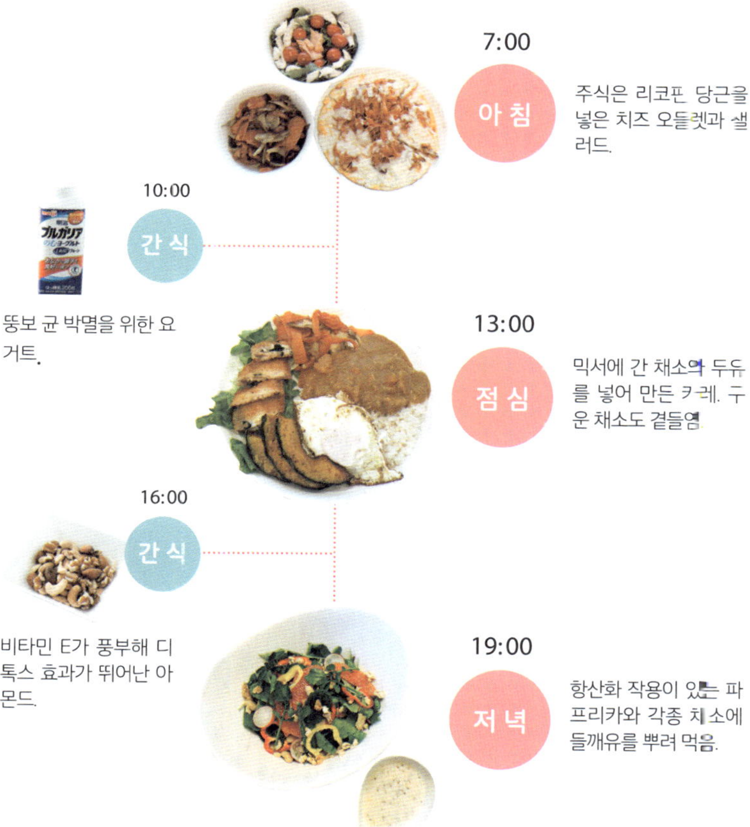

[토 요 일]

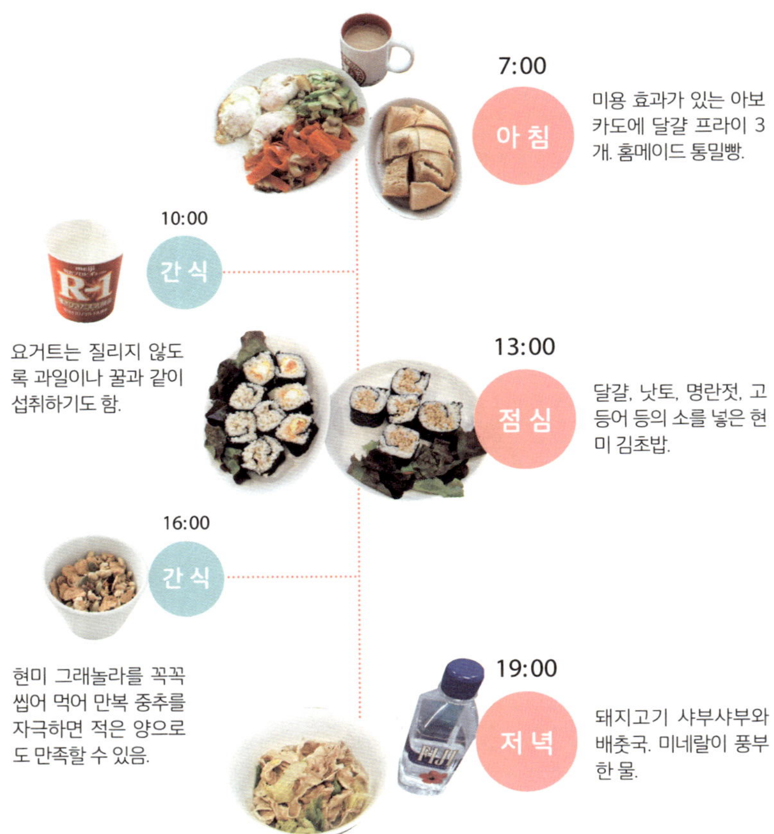

7:00 아 침 — 미용 효과가 있는 아보카도에 달걀 프라이 3개. 홈메이드 통밀빵.

10:00 간 식 — 요거트는 질리지 않도록 과일이나 꿀과 같이 섭취하기도 함.

13:00 점 심 — 달걀, 낫토, 명란젓, 고등어 등의 소를 넣은 현미 김초밥.

16:00 간 식 — 현미 그래놀라를 꼭꼭 씹어 먹어 만복 중추를 자극하면 적은 양으로도 만족할 수 있음.

19:00 저 녁 — 돼지고기 샤부샤부와 배춧국. 미네랄이 풍부한 물.

[일 요 일]

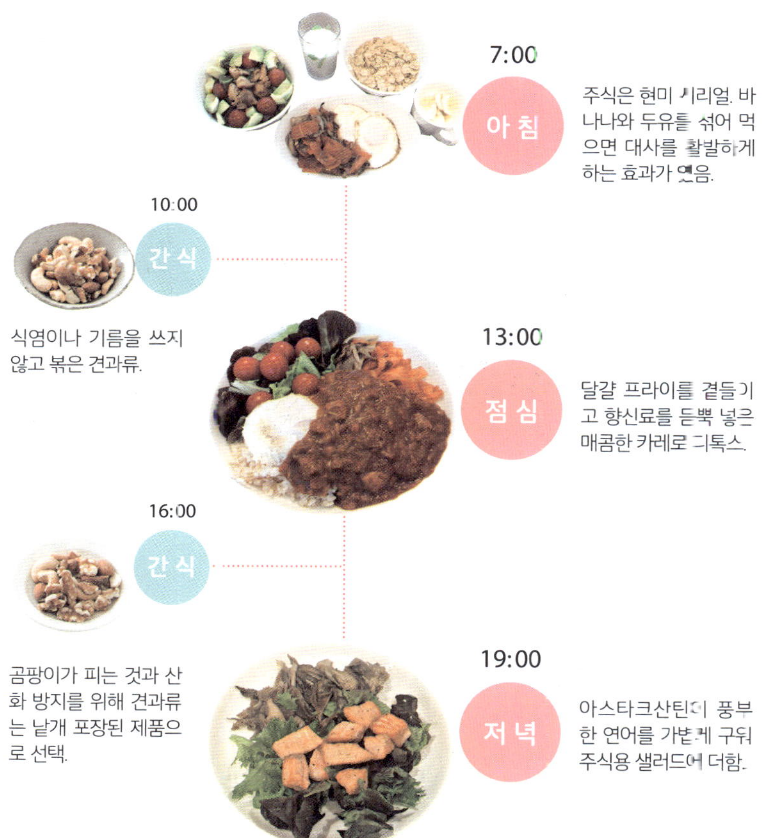

7:00 아침 — 주식은 현미 시리얼. 바나나와 두유를 섞어 먹으면 대사를 활발하게 하는 효과가 있음.

10:00 간식 — 식염이나 기름을 쓰지 않고 볶은 견과류.

13:00 점심 — 달걀 프라이를 곁들이고 향신료를 듬뿍 넣은 매콤한 카레로 디톡스.

16:00 간식 — 곰팡이가 피는 것과 산화 방지를 위해 견과류는 낱개 포장된 제품으로 선택.

19:00 저녁 — 아스타크산틴이 풍부한 연어를 가볍게 구워 주식용 샐러드에 더함.

소소한 외식 요령

매일 스스로 음식을 해 먹기란 아무래도 어렵지요. 그러니 먹을 때 조금만 주의하신다면 외식도 괜찮습니다. 먹는 방식이나 요리를 선택하는 약간의 요령을 습득한 뒤 맛있는 음식을 즐겁게 먹어 볼까요!

때로는 다 먹지 않고 남기는 것도 중요하다!

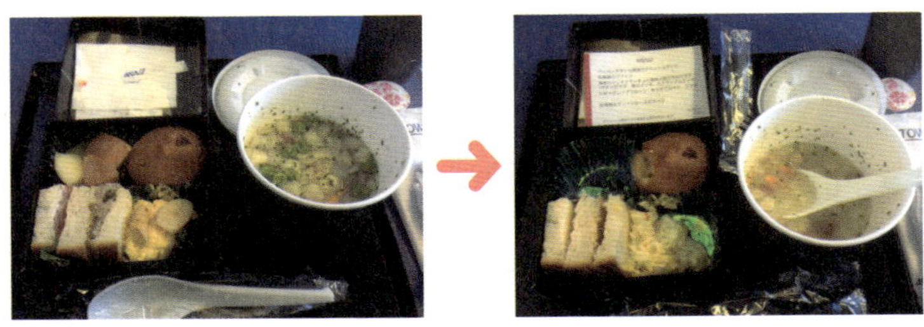

기내식은 직접 메뉴를 선택할 수 없으므로, 밤이라면 탄수화물인 샌드위치를 남기거나 샌드위치에 끼워진 채소만 드세요. 받은 걸 다 먹으려 하지 않는 것이 살찌지 않는 요령입니다.

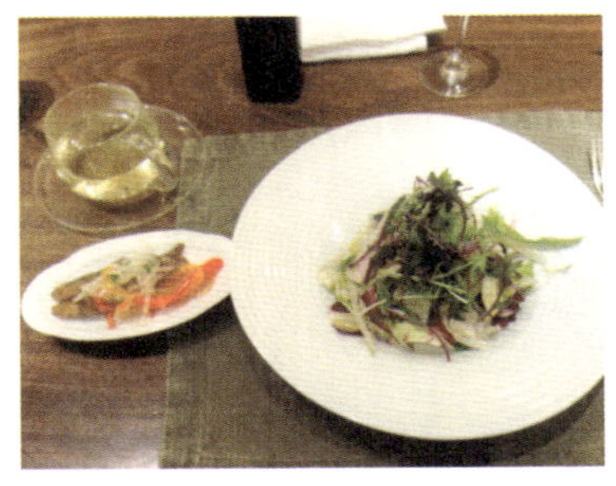

단품 요리에 채소를 듬뿍 더하자!

외식할 때는 세트가 아닌 단품 요리를 고르세요. 이탈리아 요리라면 파스타를 피하고, 칼륨이 풍부한 샐러드나 마리네 같은 음식을 드시는 게 좋습니다.

단것을 무조건 금하는 게 능사가 아니다

저는 원래 단것을 좋아합니다. 억지로 참으면 그 반동으로 폭식의 욕구가 치밀 수 있으니 반드시 매일 섭취합니다. 단것을 좋아하는 사람도 만족할 수 있고, 살이 쉽게 찌지 않는 간식을 골라 스트레스 없이 다이어트를 하시기 바랍니다.

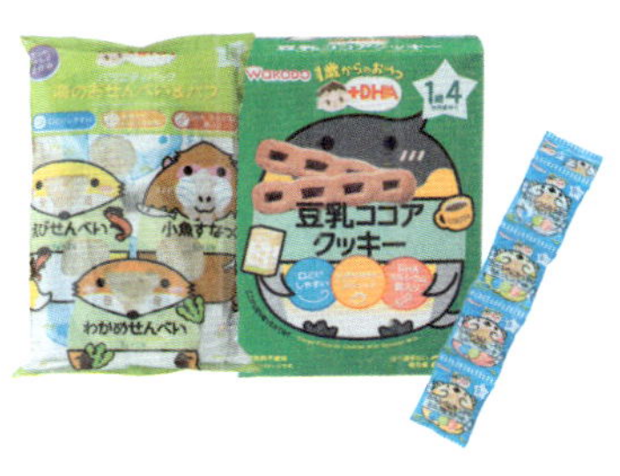

아기용 간식은 우리의 비밀스러운 아군이다!

첨가물과 화학조미료가 들어 있지 않은 아기용 간식은 안전하며 저열량입니다. 영양적 가치도 뛰어나 어른의 간식으로도 우수합니다. 양이 적은 것도 굿.

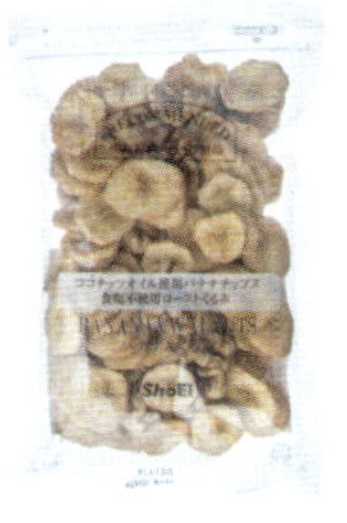
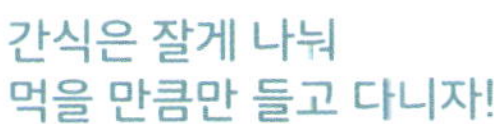

견과류는 기름의 종류와 염분의 양이 포인트이다!

간식으로 먹는 견과류와 말린 과일은 코코넛 오일을 사용했고 소금이 들어 있지 않은 제품을 골라야 합니다. 기본적으로 무첨가 제품을 고르면 됩니다.

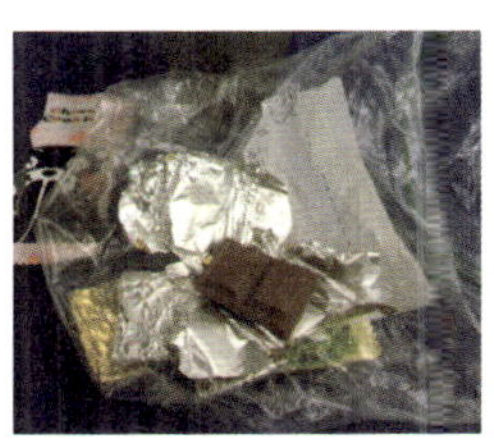

간식은 잘게 나눠 먹을 만큼만 들고 다니자!

저는 초콜릿을 잘게 나눠 들고 다닙니다. 오늘 먹을 간식을 비닐 백에 넣어 두면 과식할 일 없이 적정량을 섭취할 수 있습니다.

꼭 갖춰 두어야 하는 필수 조미료

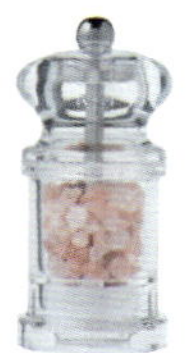

히말라야 암염

미네랄이 풍부하여 체내에 축적된 지방을 배출하는 디톡스 효과가 있는 소금입니다. 소화기관의 기능 개선을 기대할 수 있으며 소화를 촉진하기도 합니다. 저는 요리 전반에 암염을 사용합니다.

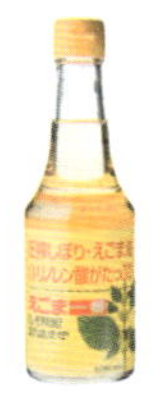

들깨유

오메가-3 지방산이 풍부한 들깨유는 다이어트 효과뿐 아니라 혈전을 예방하는 등 건강 면에서도 가치가 높습니다. 열에 약한 기름이니 개봉 후에는 반드시 냉장 보관해 주세요.

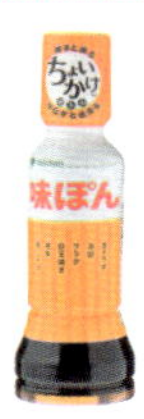

폰스 소스

간장보다 염분이 적으며 감귤의 구연산 성분으로 피부 미용 효과도 기대할 수 있습니다. 저는 간이 부족할 때 사용합니다. 내용물이 조금씩만 나오게 고안된 병 제품을 구매하면 과잉 섭취도 막을 수 있습니다.

날로 먹어도 안전한 채소들

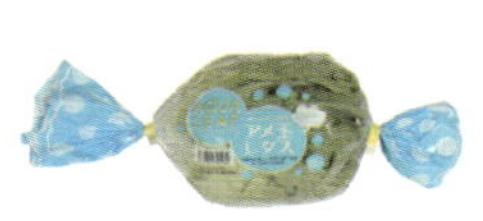

수경 재배 채소 1

수경 재배라 쓴맛이 적고 잎이 무척 부드러운 양상추는 무농약 재배 식품으로, 가볍게 씻어 날로 먹을 수 있습니다. 사탕 포장 같은 패키지도 귀엽습니다.

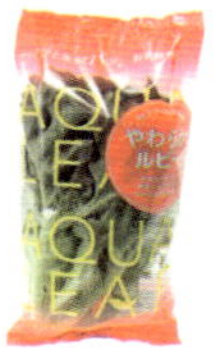

수경 재배 채소 2

부드럽고 연한 식감이 특징입니다. 무농약 재배 식품이라, 살짝만 씻으면 바로 식탁에 올릴 수 있습니다. 양상추 특유의 떫은맛이 없어 생채소를 싫어하는 사람도 편하게 먹을 수 있습니다.

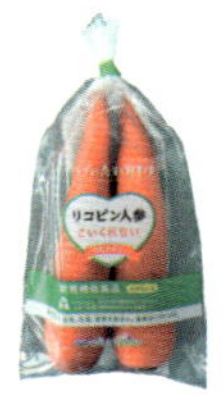

리코핀 당근

일반적인 당근에는 거의 없는 리코핀(항산화 작용 및 피부 미용 효과가 있음)이 풍부합니다. 짙은 붉은색이 특징으로, 당근 특유의 향이 적고 단맛이 강해 날로 먹는 것을 추천해 드립니다.

갈색으로 바꾸면 예뻐진다

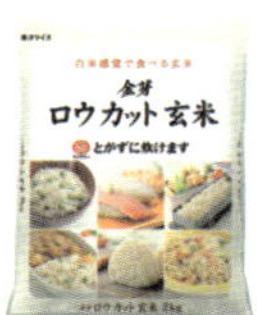

현미

현미의 영양은 그대로 살리고 백미처럼 간편히 밥을 지을 수 있는 '로 컷 현미'를 추천합니다. 현미 표면의 씨껍질을 제거하여, 폭신하고 식감이 좋으면서도 영양소는 충분한 이상적 식품입니다.

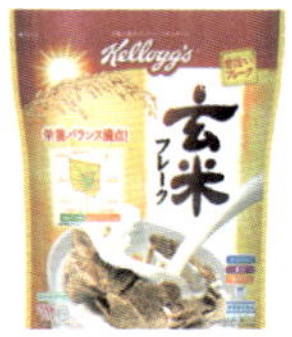

현미 시리얼

비타민 E, B1, B2 등이 풍부하며 항산화 작용을 하는 식재료입니다. 견과류와 함께 먹으면 효과가 더 높아지므로 두 가지를 섞어 간식으로 드셔 보세요. 과일을 곁들이면 아침 식사로도 좋습니다.

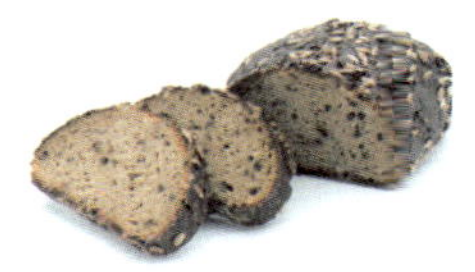

통밀빵

식이섬유, 비타민, 미네랄, 폴리페놀 등 몸에 좋은 영양소가 잔뜩 들어 있습니다. 제빵용 통밀가루를 사 와 집에서 직접 만들면 가성비도 좋습니다.

핫 요거트 덕분에 순식간에 살 빠지는 체질로 바뀌다!

살 빠지는 체질이 되려면 우선 장 속 환경부터 정돈해야 합니다. 그리고 선옥 균을 늘리는 유산균을 효율적으로 섭취할 수 있는 방법이 바로 핫 요거트를 먹는 것입니다. 따뜻하게 데우면 장 속의 흡수율이 상승하니 요거트를 내열 용기에 담아 600W 전자레인지어서 40초 정도 가열한 뒤 드셔 보세요. 면역력이 올라갈 뿐만 아니라 배변도 원활해져 아랫배가 들어가는 효과도 있습니다.

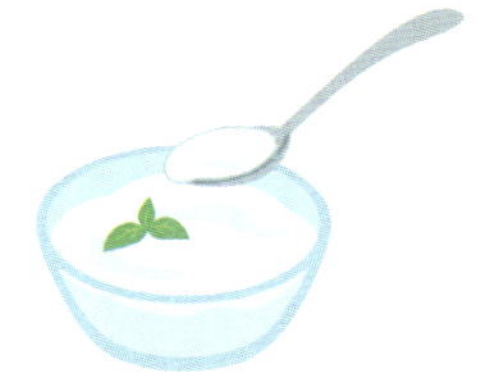

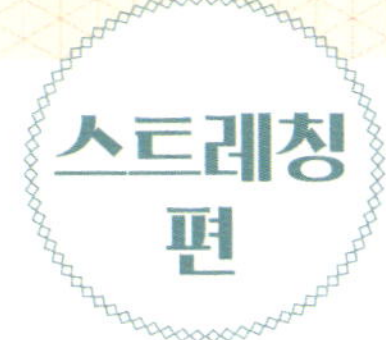

'먹은 다음에는 움직인다'가 살 빠지는 체질로 바뀌는 요령입니다. 격한 운동은 할 필요 없습니다. 살이 빠지는 간단한 스트레칭 포인트만 추려 알려 드릴 테니, 매일 15분씩 해 보시기 바랍니다.

어깨뼈를 움직여 살 빠지는 체질로 만드는 스트레칭

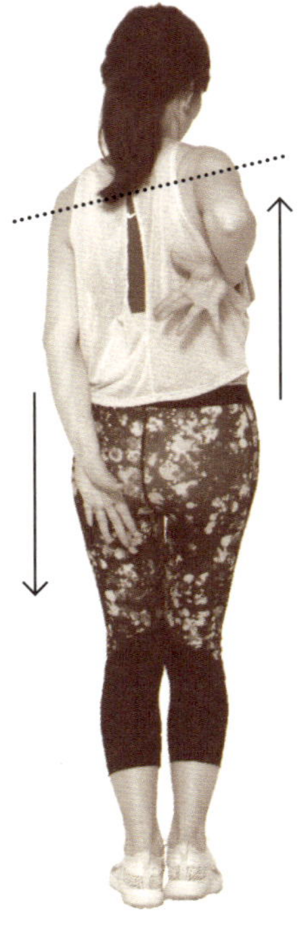

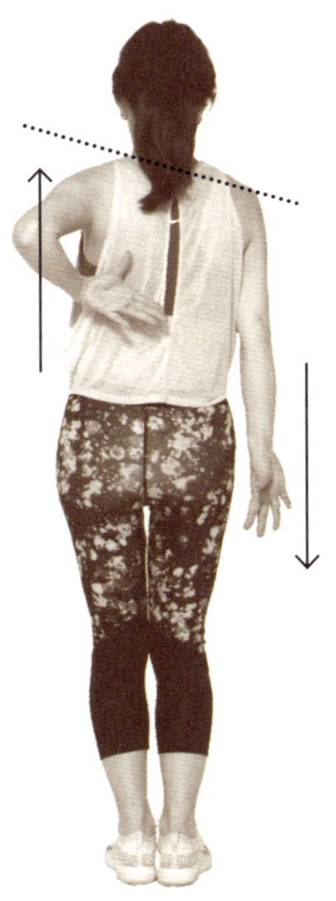

01

쇄골 부근에서 겨드랑이 밑, 어깨뼈 부근에 있는 갈색 지방 세포를 움직여 살이 빠지기 쉬운 몸으로 만들어 볼까요? 먼저 오른손을 안쪽으로 당기듯 올립니다.

02-Back

왼손도 마찬가지로 올리고 오른팔은 살짝 내리는 듯한 기분으로 합니다. 이때 어깨뼈를 안쪽으로 당겨, 어깨뼈에 붙은 근육의 움직임을 의식하며 동작을 해 주세요.

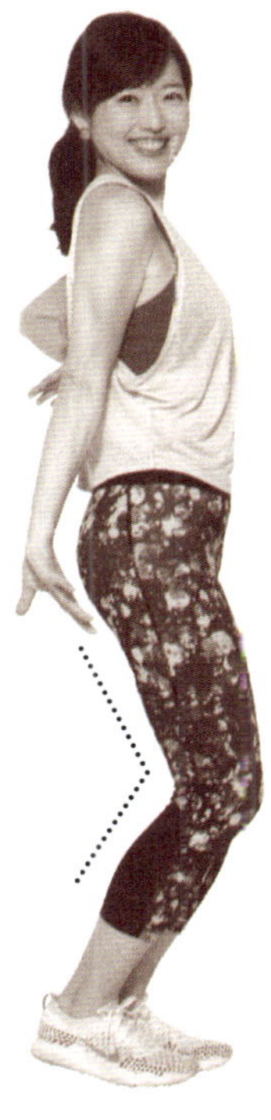

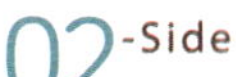

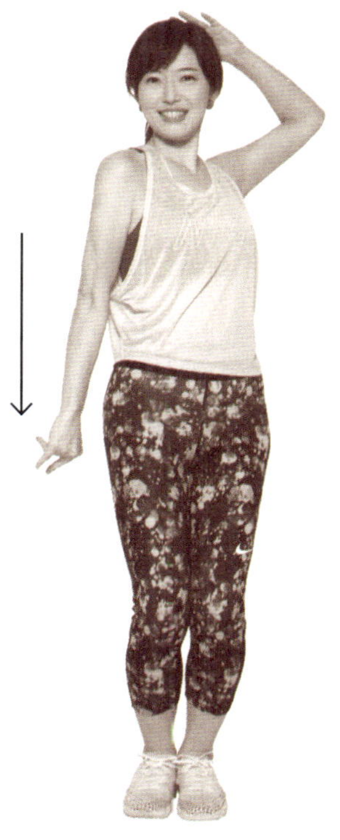

02 -Side

옆에서 본 모습입니다. 손을 들어 올릴 때
는 양쪽 무릎을 앞으로 조금 내밀고 허리
근육이 움직이도록 의식하세요. 가는 허리
를 만드는 동작입니다.

03

오른손을 뒤로 크게 돌려 어깨뼈와 겨드랑
이 아래를 움직이며 갈색 지방 세포를 자
극합니다. 양쪽 무릎을 앞으로 내밀면서
허리 곡선을 의식하세요. 왼쪽도 마찬가지
로 돌립니다.

아랫배를 쏙 들어가게 해 주는 스트레칭

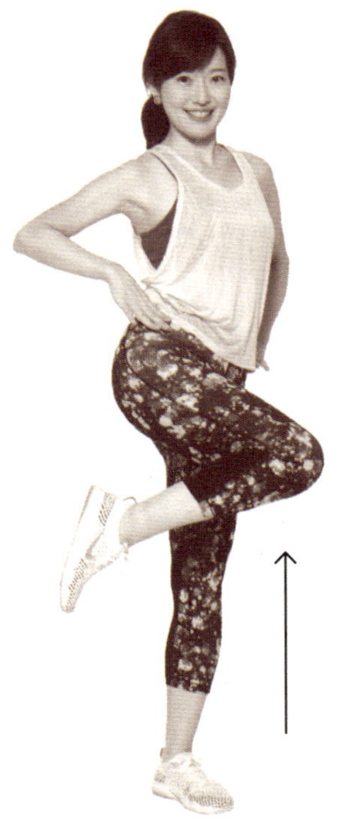

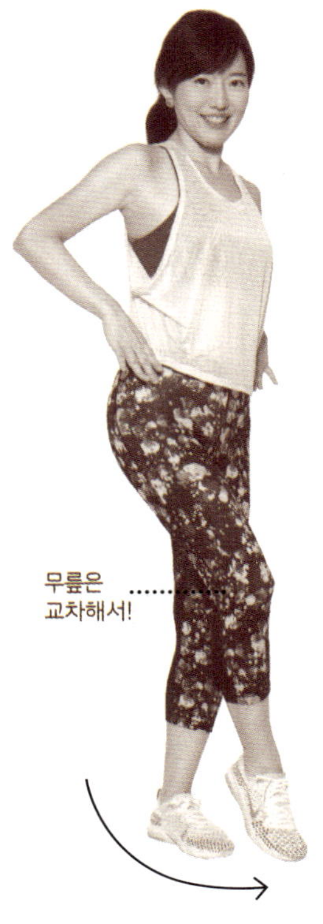

01

아랫배를 들어가게 하기 위해 고관절을 움직이는 스트레칭입니다. 오른쪽 다리의 무릎을 안쪽으로 향하게 한 다음 비틀듯 올려 줍니다. 이때 고관절을 의식해 주세요.

02

오른쪽 다리를 내리면서 왼쪽 다리 앞으로 교차시켜 고관절이 움직이는 영역을 넓힙니다. 등을 펴고 엉덩이를 올린다는 기분으로 동작을 해 주세요.

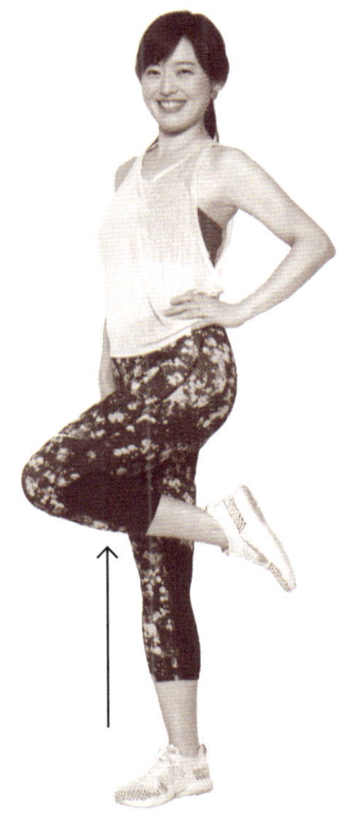
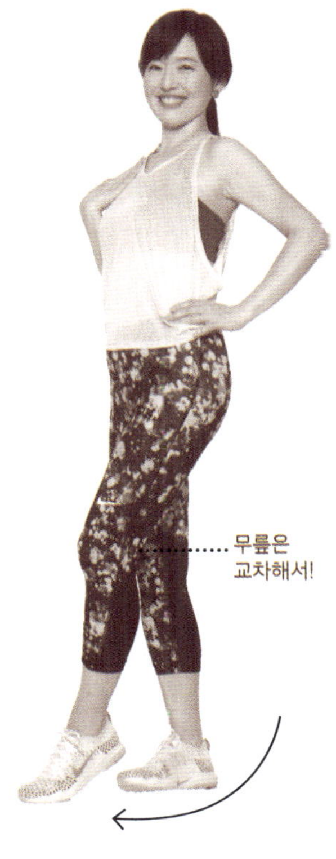

03

왼쪽 다리의 무릎을 안쪽으로 향하게 하면
서 비틀듯 올려 줍니다. 고관절에는 림프
샘이 집중되어 있어 의식적으로 움직여 주
면 하체가 날씬해집니다.

04

왼쪽 다리를 내리면서 오른쪽 다리 앞으로
가져가 교차시킵니다. 이때 허리를 조금
비틀어 주면 허리에 근육이 붙어 허리가
쏙 들어갑니다.

하체 비만을 격퇴하는 골반 돌리기 스트레칭

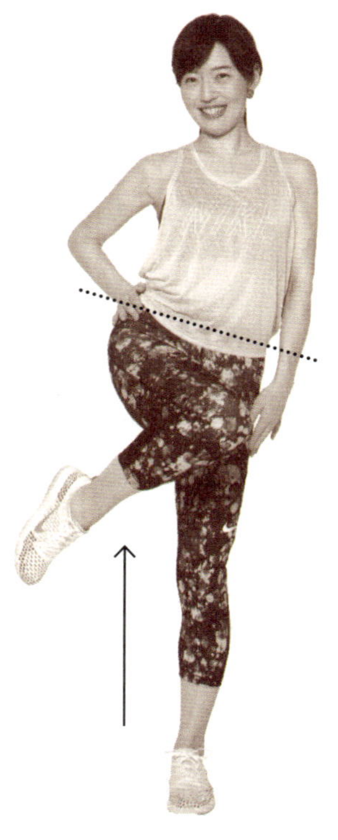

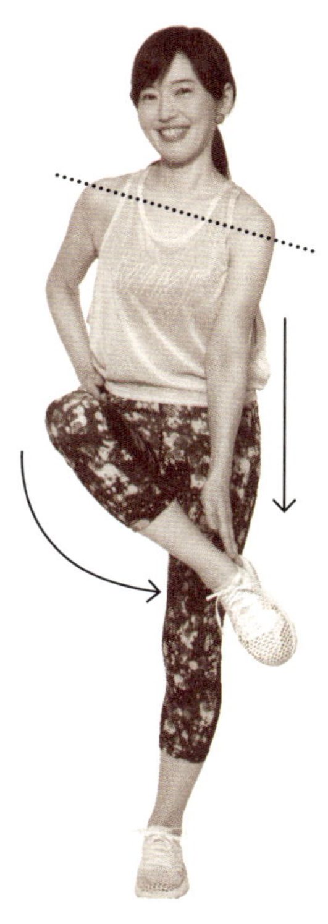

01

골반을 돌려 틀어진 골반을 교정하고 안쪽
근육을 단련하는 스트레칭입니다. 오른쪽
다리를 들어 발끝이 바깥을 향하도록 한
채 골반을 오른쪽 위로 힘껏 당깁니다.

02

무릎을 축으로 삼아 들어 올린 발을 왼쪽
으로 보내 발꿈치 부분을 왼손으로 터치합
니다. 동시에 올렸던 오른쪽 골반을 내리
면서 골반 주위 근육의 움직임을 의식해
보세요.

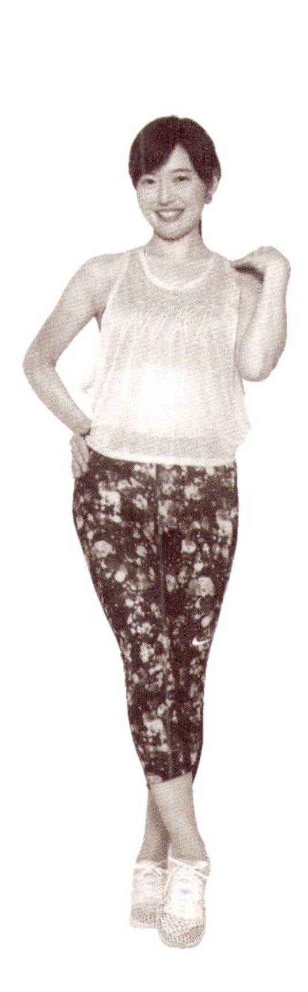

03

오른쪽 다리를 내리면서 왼쪽 다리 앞으로
교차해 주세요. 이때 왼손은 어깨에 얹고
더깨뼈를 조금 모아 줍니다. 등을 펴고 시
선은 정면에 두세요.

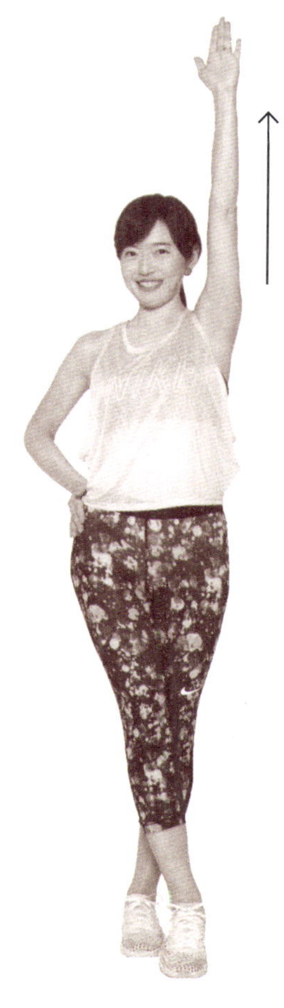

04

왼쪽 팔을 쭉 펴면서 겨드랑이를 스트레칭
합니다. 평소 쓰지 않는 겨드랑이 밑의 갈
색 지방 세포를 자극해 활성화하는 효과가
있습니다.

여성호르몬 분비를 활성화하는 스트레칭

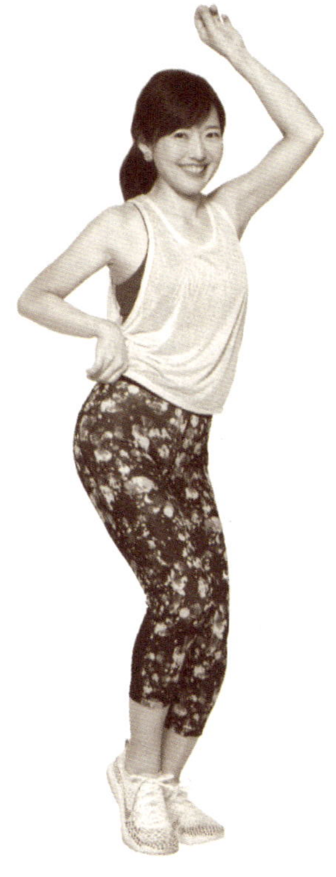

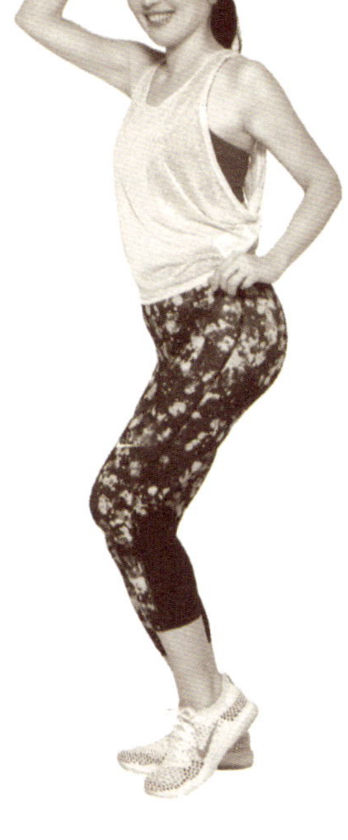

01

여성스러운 동작을 통해 여성호르몬을 활성화해 줍니다. 왼손은 들고 오른손은 허리에 두고, 허리를 왼쪽으로 비틀면서 오른발을 들어 엉덩이를 올려 줍니다.

02

오른손은 들고 왼손은 허리에 두고, 허리를 오른쪽으로 비틀면서 고양이 같은 나긋함을 표현해 보세요. 이 '꿈틀 냥이' 동작은 여성호르몬을 활성화합니다.

여성스러운 동작의 댄스로 스타일 업!

여성스러운 옷이나 노출이 많은 치마는 여성호르몬을 활성화하는 효과가 있습니다. 저는 치어리더 의상을 좋아합니다. 집에서 스트레칭을 할 때는 노출이 많고 근육의 움직임을 파악할 수 있는 옷을 입고 하는 게 좋습니다.

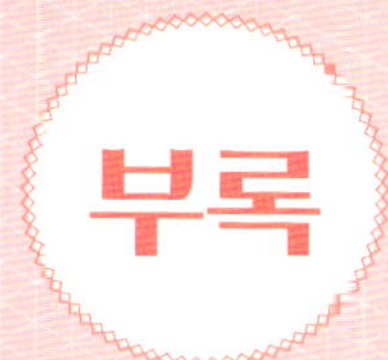

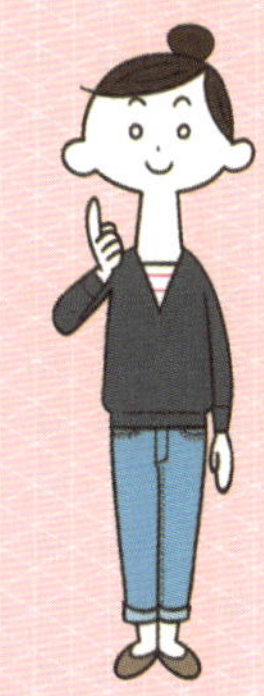

4가지 유형으로
살펴보는
살 빠지는 스위치

여러분이 가장 살을 빼고 싶은 부위는 어디입니까?
일반적으로 살찌기 쉬운 신체 부위 4곳을 선정.
각 부위의 살을 효과적으로 빼는 요령을
Dr. 사와코가 콕 집어 알려 드립니다.

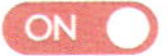

Switch 1
얼굴

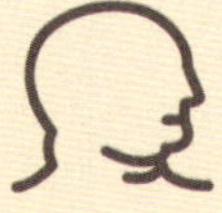

Q 얼굴선이나 볼살이 신경 쓰인다?

A 부기만 해결해 주면 얼굴은 자연히 변화한다!

사람의 첫인상은 얼굴 생김새에 많이 좌우됩니다. 외식을 하거나 술을 마신 다음 날에 빵빵하게 붓거나 흐트러진 얼굴선, 또는 처진 볼이 신경 쓰이는 타입으로, 얼굴에 살이 붙어 '살찐 사람'이란 꼬리표가 고민인 분은 주목하세요.

* * *

처진 얼굴이나 볼살이 신경 쓰이는 분들은 부어 있을 가능성이 큽니다. 부기를 해결하려면 화학조미료와 식품첨가물이 든 식품을 끊어야 합니다. 이제껏 식품첨가물의 악영향에 대해 이것저것 설명해 드렸는데, 첨가물은 얼굴의 부기에도 크게 영향을 미칩니다. 마찬가지로 알코올도 혈관을 확장해 부기의 원인이 되니 주의해야 합니다. 이것만 주의해도 얼굴의 부기가 확 빠집니다.

이중 턱이나 흐트러진 얼굴선에는 림프샘 마사지가 효과적입니다. 데콜테[쇄골에서 윗가슴·어깨까지 아우르는 부위]에서 쇄골 위 언저리까지 쓸어 주세요. 데콜테에는 림프샘이 집중되어 있어 의식적으로 풀어 주지 않으면 얼굴에 수분이나 노폐물이 쌓여 얼굴선이 흐트러집니다.

세수할 때도 검지와 중지를 써서 끼우듯이 얼굴선을 따라 림프샘을 쓸어 주세요. 데콜테 마사지나 얼굴 마사지는 샤워나 목욕을 하면서 매일 습관처럼 해 주는 게 좋습니다.

목욕을 마치면 수건을 이용해 얼굴을 작게 만들어 주는 운동을 해 주세요. 4분의 1로 접은 수건이 왼쪽 겨드랑이에서 오른쪽 어깨까지 걸쳐지게 수건의 양 끄트머리를 잡은 채로 몸을 좌우로 비틀어 보세요. 겨드랑이 아래의 갈색 지방 세포가 자극되어 림프샘의 흐름이 좋아져 작은 얼굴이 됩니다.

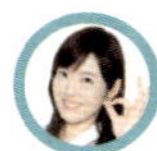

Dr. 사와코의 Point

화학조미료 남용 등 염분을 과다 섭취하면 부기가 생기니 외식을 한 다음에는 염분과 노폐물의 배출을 돕는 칼륨이 함유된 채소와 과일을 섭취해 주세요. 추천 과일은 바나나, 멜론, 키위입니다. 식사에 곁들이는 과일을 고를 때 참고해 보세요.

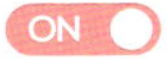

Switch 2
뱃살

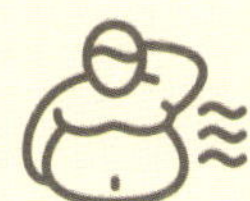

Q 볼록한 아랫배 때문에 옷이 얇아지는 계절이
두렵다?

A 장 속 환경을 가다듬어 날씬 균을 늘리자!

살이 찌면 먼저 복부에 살이 붙는 타입으로, 많이 먹는 것도
아닌데 왠지 배가 빵빵하거나 아랫배가 툭 튀어나오곤 합
니다. 몸에 달라붙는 티셔츠가 무서워 몇 년째 입지 못한 분
은 주목하세요.

* * *

사람은 나이가 들수록 기초대사와 근력이 저하되어 몸에 지방이 붙기 쉬워집니다. 특히 복부는 의식적으로 근육을 쓰지 않는다면 지방이나 노폐물이 쉽게 쌓입니다. 인체의 노폐물은 대변에서 70퍼센트, 소변에서 20퍼센트, 땀 등으로 10퍼센트가 배출됩니다. 다시 말해 거의 대변을 통해 배출이 이루어지므로, 장 속 환경을 가다듬어 배변을 원활하게 만들어야 아랫배가 들어갑니다. 따라서 장 속 날씬 균을 활발히 움직이게 해 주는 유산균을 적절히 섭취하세요.

앞서 소개해 드린 핫 요거트는 꼭 실천해 보셨으면 합니다. 그리고 유산균을 보다 효과적으로 흡수하려면 핫 요거트를 먹기 전에 '유산균 활성화 마사지'를 해 주면 효과가 더욱 상승합니다. 배 속에는 큰그물막이라고 불리는 앞치마 형상으로 늘어진 막이 장기를 감싸고 있는데, 림프샘이 모여 있어 지방이 붙기 쉬운 장소입니다. 손바닥으로 배꼽 둘레에 원을 그리듯 마사지해 주세요. 입욕 후처럼 혈액순환이 좋아져 있을 때 하면 더욱 효과적입니다. 마사지한 뒤 핫 요거트를 먹으면 유산균의 흡수율이 높아져 날씬 균의 힘이 강력해집니다.

그리고 여분의 노폐물이 확실하게 배출되어 노폐물과 지방이 쌓이지 않는 날씬한 배로 변화합니다.

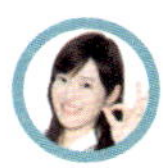
Dr. 사와코의 Point

요거트 외 날씬 균을 늘려 주는 식품에는 쌀겨 절임 [쌀겨에 절여 만드는 일본식 장아찌-옮긴이]이나 김치와 같은 발효 식품이 있습니다. 그리고 양질의 수면도 장 속 환경을 정돈해 주므로, 저녁 이후에는 루이보스 차 같은 무카페인 음료만 드시면서 수면의 질을 높여 주세요.

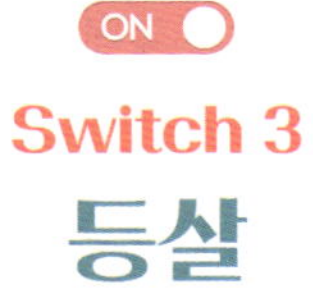

Switch 3
등살

Q 브래지어에서 튀어나온 살 주의 경보, 뒷모습에 관록이 넘친다?

A 포인트는 어깨뼈를 의식하는 것이다!

스스로 확인이 어려운 등은 의외의 맹점입니다. 하지만 문득 거울을 보니 브래지어를 한 겨드랑이에 군살이 튀어나온 게 옷을 입은 상태에서도 확연하다든지, 뒷모습에 몇 년 전보다 관록이 생겼다고 느껴지실 때가 있나요? 자기 자세가 구부정하다고 느끼는 분도 주목하세요.

먼저 자신의 자세를 점검해 주세요. 등이 굽거나 앞으로 쏠려 있지는 않으신가요? 인간은 주로 전방으로 움직이기 때문에 아무래도 자세가 앞으로 쏠리기 쉽습니다. 이는 등에 군살이 붙는 원인이기도 합니다. 전방 자세에 의해 등 근육에 피로 물질이 쌓여 뭉침이나 부기가 되는 것이죠. 따라서 등을 의식적으로 움직여 노폐물을 배출해야 살이 쉽게 빠집니다.

여기서도 갈색 지방 세포를 자극하는 것이 효과적입니다. 먼저 갈색 지방 세포의 날씬해지는 전원을 켜기 위해 물을 넣고 얼린 500mL 페트병을 목덜미에 대 주세요. 갈색 지방 세포는 목과 어깨뼈 주위에 밀집되어 있으므로, 이 부위를 식혀 주면 '차갑다'라는 정보가 뇌에 전달되어 몸은 체온을 올리려고 대사를 활발히 진행하게 됩니다. 냉한 자극에 의한 활성 작용이지요. 이제 지방이 타기 쉬운 상태가 되었으니 '간단 등살 빼기 스트레칭'을 해 주세요.

이번 스트레칭은 어깨뼈를 움직이는 것이 포인트입니다. 움직이는 영역을 넓히기 위해 수건을 양쪽 겨드랑이 아래에 끼우고 수건의 양 끄트머리를 당기듯이 잡아 겨드랑이를 조여 주세요. 그 상태로 몸을 좌우로 비틀면 됩니다. 그것만으로도 어깨뼈가 크게 움직여 림프샘의 흐름이 원활해지므로 아름다운 뒷모습을 가꿀 수 있습니다.

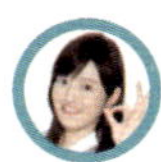

Dr. 사와코의 Point

스트레칭을 하는 시간은 목욕한 다음이 가장 이상적입니다. 몸이 따뜻해지면 근육 온도가 상승해 유연하고 연한 상태가 됩니다. 때문에 몸이 움직이는 영역이 넓어져 스트레칭 효과가 더 높아집니다. 또한 근육이 부드럽게 풀려 부교감신경이 이완되고 수면의 질도 상승하지요.

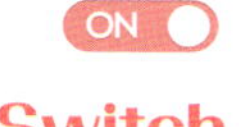

Switch 4
하체

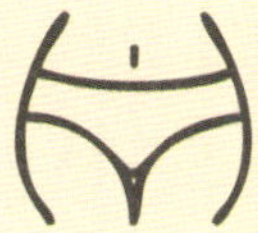

Q 엉덩이와 허벅지 때문에 맞는 바지가 없다?

A 걷는 방식을 체크해 보자!

커다란 엉덩이와 굵은 허벅지, 튼실한 하체 때문에 상의 사이즈는 M인데 하의 사이즈는 XL인 분들이 제법 있습니다. 애증의 하체가 항상 고민인 분은 주목하세요.

* * *

당신은 매일 어떤 신발을 신고, 어떤 방식으로 걸으시나요? 사실 하체 비만에는 평소 걷는 방식이 큰 영향을 미칩니다. 굽이 없는 납작한 신발을 신다 보면 발가락을 지면에 대지 않고 걷게 됩니다. 그러면 발가락으로 지탱하는 힘을 허벅지나 엉덩이가 보충하게 돼 하체에 살이 붙게 됩니다. 그리고 굽 있는 신발을 신지 않으면 장딴지 근육을 쓰지 않아 다리에 불필요한 지방이 붙을 가능성이 높아집니다.

굽 있는 신발이 불편한 분들도 많을 겁니다. 그럴 때는 저도 애용하는, 굽이 조금 있는 스니커즈를 신어 보세요. 3~4cm 정도의 굽이라 걷기 편하고 안정적입니다. 저는 일을 할 때도 스니커즈를 신은 채 다리의 근력을 의식하곤 합니다.

식품 선정도 중요한데, 특히 트랜스 지방산은 하체 비만과 직결됩니다. 내장 지방으로 쌓이기 쉬운데다 대사도 떨어뜨리기 때문에 하체의 혈액순환을 방해해 결국에는 하반신 전체를 붓게 만듭니다. 마가린은 물론 시중에서 파는 빵과 쿠키, 스낵 과자에 흔하게 쓰이는 쇼트닝에도 트랜스 지방산이 함유되어 있으니 섭취를 지양해 주세요. 트랜스 지방산은 합성으로 만들어지기 때문에 비교적 저가 제품에 버터의 대체품으로 들어가는 경우가 많습니다. 저렴한 과자나 빵을 살 때는 가격보다 먼저 성분 표시를 보는 습관을 들이세요.

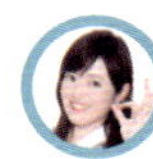 **Dr. 사와코의 Point**

하체 비만을 해소하는 데 닭 가슴살처럼 좋은 것이 없습니다. 근육을 단련시켜 주고 피로 해소 효과가 있는 이미다졸 디펩디드가 함유된 닭 가슴살을 자주 섭취해 주세요. 특히 종아리는 혈액순환 장애가 생기기 쉬운 부위이니, 혈액순환 개선 효과가 있는 오메가-3도 함께 섭취하는 게 좋습니다.

Epilogue

숱한 다이어트를 도전한 끝에 성공한 지금, '다이어트는 무리해서는 안 된다'라는 점을 저는 특히 강조하고 싶습니다. 인간은 무리하면 꾸준히 유지할 수 없고 스트레스를 받게 됩니다. 그리고 이 스트레스가 살이 찌게 만드는 원흉입니다. 스트레스 호르몬이 인체에 미치는 악영향은 놀라울 정도입니다. 책에도 적었지만, 저는 체중계에 올라가지 않게 된 다음부터 살이 빠졌습니다. 이는 몸무게라는 수치에 일희일비하던 나날들이 제게는 큰 스트레스였기 때문입니다.

'날씬해지고 싶다'라고 바라는 이유는 '예뻐지고 싶어서'가 아닐까요? 안티에이징 닥터로서 '날씬해지고 싶다'라고 생각하는 모든 분들에게 이런 말을 해 드리고 싶어요. 몸무게를 줄인다고 무조건 예뻐지는 게 아니라고요. 저는 여성스럽고 나긋한 몸매를 유지하는 방식을 늘 추천합니다. 그게 바로 젊어 보이는 비결이기 때문입니다. 무리한 다이어트로 몸무게를 줄이면 "살은 빠졌어도 늙었네"라는 말밖에 들을 수 없습니다. 다이어트는 몸무게에 얽매이지 않고 건강하고 즐겁게 해야 성공할 확률이 높아집니다.

그리고 여성호르몬을 활성화하는 데에도 노력을 기울이세요. 나이가 들수록 여성호르몬은 감소하게 되어 있습니다. 이로 인해 나이 들어 보이게 되고요. 여성호르몬을 활성화하는 가장 간단한 방법은 좋아하는 사람을 만드는 것입니다. 이성이든 동성이든 상관없습니다. '멋진 그 사람과 가까워질 수 있을 만큼 예뻐지고 싶어', '저 사람처럼 되고 싶어' 하는 동경의 마음을 가지면 나이를 막론하고 여성호르몬이 활성화됩니다. 그리고 '어차피 나 따위는' 하는 비관적인 생각은 듯난이 호르몬을 나오게 만들어 살이 찌는 원인이 됩니다. 농담 같겠지만 이는 의학적으로도 입증되어 있습니다. '나는 예뻐진다'라는 낙천적인 바람이 살을 빼기 위한 첫걸음이라는 점을 부디 잊지 않으셨으면 합니다.

히비노 사와코
日比野佐和子

나만의
일주일 식단표
만들기

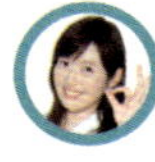

Dr. 사와코의 Tip

· 아침, 점심, 저녁 식사 사이 두 번의 간식 추가하기!

· 5끼 사이의 간격은 각각 3시간 정도로 두기!

· 아침과 점심 식사는 갈색 탄수화물을 주식으로 먹기!

· 저녁 식사는 탄수화물을 줄이고 단백질과 채소를 주식으로 먹기!

· 간식은 견과류, 그래놀라, 요거트 추천!

Monday
[월 요 일]

	시 간	식 단
아 침		
간 식		
점 심		
간 식		
저 녁		

[화요일]

	시 간	식 단
아 침		
간 식		
점 심		
간 식		
저 녁		

Wednesday
[수요일]

	시 간	식 단
아 침		
간 식		
점 심		
간 식		
저 녁		

Thursday

[목요일]

	시 간	식 단
아 침		
간 식		
점 심		
간 식		
저 녁		

[금요일]

	시 간	식 단
아 침		
간 식		
점 심		
간 식		
저 녁		

Saturday

[토 요 일]

	시 간	식 단
아 침		
간 식		
점 심		
간 식		
저 녁		

Sunday
[일 요 일]

	시 간	식 단
아 침		
간 식		
점 심		
간 식		
저 녁		

**39종 다이어트에 실패한 46세 비만 의사는
어떻게 1년 만에 요요 없이 15kg을 뺄 수 있었을까?**

초판 인쇄 2018년 4월 1일
초판 발행 2018년 4월 5일

지은이 히비노 사와코
옮긴이 이경민
발행인 김태웅
편집장 강석기
기획 편집 장아름, 안현진, 김현아
표지 디자인 방혜자
본문 디자인 MOON-C 디자인(llady09@naver.com)
마케팅 총괄 나재승
마케팅 서재욱, 김귀찬, 이종민, 오승수, 조경현, 양수아
온라인 마케팅 김철영, 양윤모
제 작 현대순
총 무 전민정, 안서현, 최여진, 강아담
관 리 김훈희, 이국희, 김승훈, 이규재

발행처 ㈜동양북스
등 록 제2014-000055호
주 소 서울시 마포구 동교로 22길 12(04030)
전 화 (02)337-1737
팩 스 (02)334-6624

http://www.dongyangbooks.com

ISBN 979-11-5768-355-0(13510)

이 도서의 국립중앙도서관 출판예정도서목록(CIP)은 서지정보유통지원시스템 홈페이지(http://seoji.nl.go.kr)와
국가자료공동목록시스템(http://www.nl.go.kr/kolisnet)에서 이용하실 수 있습니다.
(CIP제어번호:CIP2018005407)